医療事務スタッフになるには

なるにはBOOKS 160

笹田久美子 著

ぺりかん社

はじめに

医療事務は、病院の窓口などで応対してくれるスタッフの仕事で、病院関係の事務職だということはわかっても、具体的にどういう仕事なのか知っている人は、そこまで多くないように思います。

医療事務の仕事は幅広く、事務職といっても、窓口や受付で患者さんと向き合う仕事から、コンピュータを使って請求関係の処理をしたり、医師のサポートとしてカルテ管理をしたり、文書の整理や各所へ書類送付を行うなどさまざまあります。

一般事務と違うのは、人とかかわるサービス業としての顔と、診療報酬を請求する事務スタッフとしての2つの顔をもつということです。

窓口や会計の仕事は相手が体を壊している患者さんなので、通常より気を配らなければなりません。患者さん本人ではなくご家族が対応する場合もありますが、怪我人や病人をかかえている家族なので気持ちが過敏になっていることも少なくありません。そういう方々に向けていかに適切に対処できるかということが大事で、これは病院の評判にもつながります。

また診療報酬明細書（レセプト）を作成する請求業務は、病院の収入につながり経営を支える柱です。検査や治療の一つひとつに報酬にかかわる点数がついており、それを計算しますが、検査や治療、薬剤は膨大にあります。確認のためのテキストもありますが基本的な医療知識は必要ですから、覚えることが多いのも特徴です。

実は医療事務には多くの関連資格が存在し、大学や専門学校、通信教育でも取得することは可能です。とはいえ、すべて民間資格なので無資格でも採用してくれる病院はありますし、現場で先輩に教わりながら知識を蓄えて仕事をすることもできます。

それでも資格取得をめざす人が多いのは、職員を募集するときに、どれくらいの知識があり即戦力として働けるかの目安として、資格の有無が参考になるからです。特に大学病院や総合病院など規模の大きな医療機関ほど、資格があると有利になるようです。

医療事務は女性の仕事と思われがちですが男性の事務スタッフも多く、男女で医事課という部署を支えている態勢が一般的になっています。

本書では医療施設のスタッフとして働くことに興味をもったみなさんが知りたいと思われる内容を、できるだけ分かりやすくまとめました。掘り下げていくと、医療事務はやりがいにあふれ、充実した働き方ができる職種でもあることがわかります。この仕事をみなさん将来の仕事の選択肢に入れてくださることを心から願っています。

著者

医療事務スタッフになるには　目次

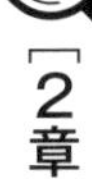

［1章］ドキュメント 医療事務の現場から

［2章］医療事務の世界

［3章］

なるにはコース

※本書に登場する方々の所属、年齢などは取材時のものです。

［装丁］図工室　［カバーイラスト］大野彰子　［本文イラスト］いとうまりこ　［本文写真］編集部

「なるにはBOOKS」を手に取ってくれたあなたへ

「働く」って、どういうことでしょうか？

「毎日、会社に行くこと」「お金を稼ぐこと」「生活のために我慢すること」。

どれも正解です。でも、それだけでしょうか？　「なるにはＢＯＯＫＳ」は、みなさんに「働く」ことの魅力を伝えるために１９７１年から刊行している職業紹介ガイドブックです。

各巻は３章で構成されています。

［1章］ドキュメント　今、この職業に就いている先輩が登場して、仕事にかける熱意や誇り、苦労したこと、楽しかったこと、自分の成長につながったエピソードなどを本音で語ります。

［2章］仕事の世界　職業の成り立ちや社会での役割、必要な資格や技術、将来性などを紹介します。

［3章］なるにはコース　なり方を具体的に解説します。適性や心構え、資格の取り方、進学先などを参考に、これからの自分の進路と照らし合わせてみてください。

この本を読み終わった時、あなたのこの職業へのイメージが変わっているかもしれません。

「やる気が湧いてきた」「自分には無理そうだ」「ほかの仕事についても調べてみよう」。

どの道を選ぶのも、あなたしだいです。「なるにはＢＯＯＫＳ」が、あなたの将来を照らす水先案内になることを祈っています。

1章

ドキュメント

医療事務の現場から

ドキュメント 1 地域急性期病院の医療事務

窓口や会計業務を務めつつ目標は診療情報管理士へ

吉祥寺南病院
宮川雄樹さん

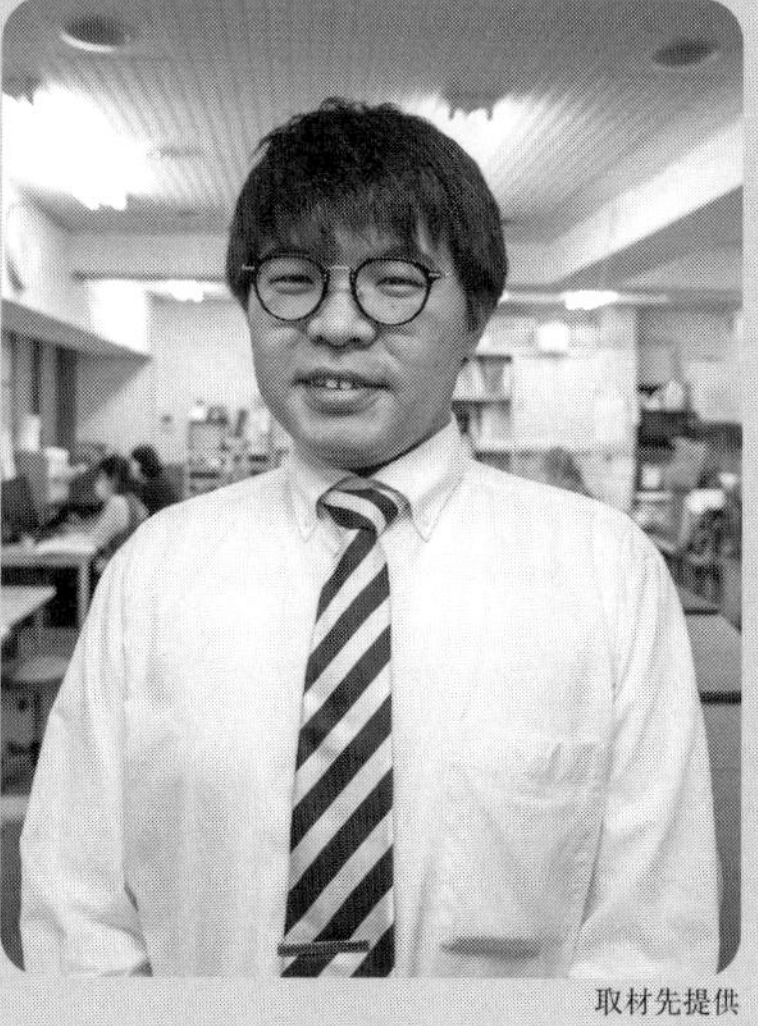
取材先提供

宮川さんの歩んだ道のり

中学2年の時母親を乳ガンで亡くす。そのさい、医療現場で働く人びとのようすが心に残り医療系に興味を抱いた。その後日本薬科大学へ入学し、医療ビジネス薬科学科を選択。卒業前、診療情報管理士の資格を取得して吉祥寺南病院に入職する。医事課に配属となり会計業務などに専念しつつ、いずれは診療情報管理士の業務に就いて経営に貢献したいと意欲をみせている。

情報分析し経営に貢献したい

「診療情報管理士の仕事は、病院のカルテ管理や医療統計を分析して経営に活かしていく業務で、たいへん重要なものです」と、今年で入職7年目の医療事務スタッフ宮川さん。診療情報管理士という聞き慣れない資格をもっており、前述のような業務を専門としています。

病院では日々、検査や診察記録のほか個人情報などを載せた膨大なカルテがつくられます。カルテは一定期間保存することが決められています。きちんと整理し、それぞれのデータの統計をとって分析することで、経営に活かすことができます。また院内の診療の質を上げることにもつながるという仕組みです。

「たとえば医療施設には、ガンと診断された人のデータを管理して国や自治体に提出するがん登録という制度があります。これは適切な管理方法で行われるので診療情報管理士の知識が役立つのです」

このように診療情報の管理や分析を行う専門家が診療情報管理士で、資格をもつ宮川さんはこの職をめざしながら現在の医療事務業務に打ち込んでいるところです。

母の闘病で医療現場を知る

宮川さんが小学4～5年のころ、母親が乳ガンを患ってしまいました。そのまま闘病生活が始まり、中学2年の時に残念ながら亡くなってしまったのです。

宮川さんは見舞いのため病院に出入りしながら、医療関係者の働く姿を見てきました。病気に苦しむ母親のため治療や看護に務め、さまざまなサポートをしてくれた病院関係者に触れるうち、いつしか医療現場で職に就きたいと思うようになりました。そのため進学先を決める時に指定校推薦でもある日本薬科大学を選んだのは、自然の流れでした。

大学には薬剤師をめざす薬学科と、薬の知識をビジネスに活かせる医療ビジネス薬科学科がありました。宮川さんは父親と相談し、4年制で広い知識を得られそうな後者を選択。「6年制の薬学部では学費も大変ですし、早く社会に出たいというのもありましたね」とぽつり。数年にもわたる母の闘病を支え続けてきた父親に、これ以上負担をかけたくなかったという心情が感じとれました。

将来有望な資格として選択

大学で診療情報管理士の資格を取得できるコースを選んだのは、一般社団法人日本病院会という大きな組織が認定する有用性の高い資格だったからです。

「一般的な医療事務より難易度が高く勉強はたいへんでしたが、将来的にも有利だからと先生方にもアドバイスをいただきました」

学ぶ内容も2年生の後半からどんどん増えていったそう。診療情報管理士はさまざまな病態についての知識も必要なので、各診療科の病気や症状、治療法、薬について学習しなければなりません。特にどの病気にどんな薬が使われ、体内でどんな効果を発揮するのかを学ぶ薬理学は難しかったようです。

「内科や脳神経外科など診療科ごとに分けて、体全体を網羅できるように知識を詰め込みました。どういう部分が悪くなるとどういう症状が起きるか、病気のかかりやすさや治療法

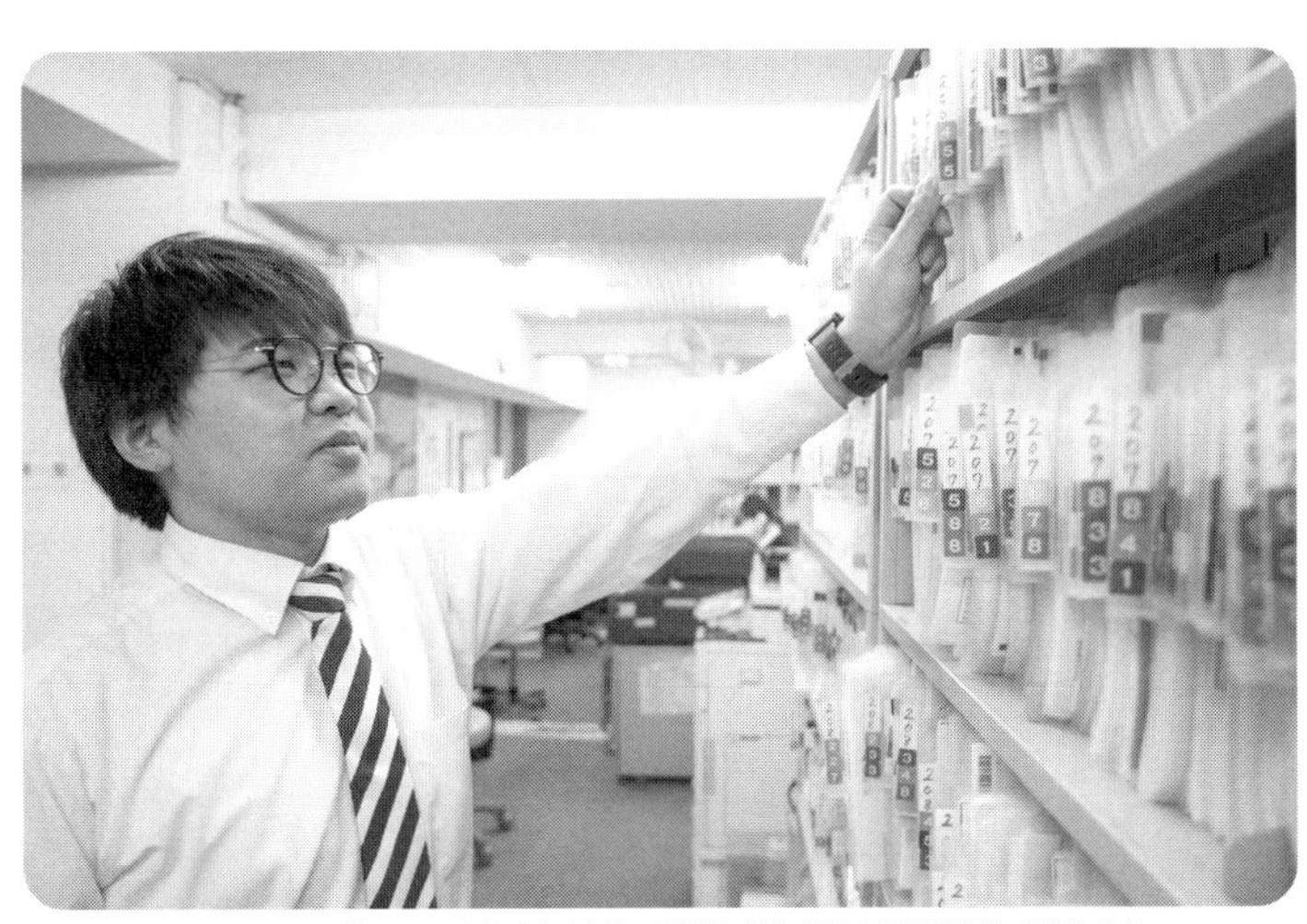

宮川さんは、病院のカルテ管理や医療統計を分析して経営に活かす診療情報管理士の資格をもつ
取材先提供

まで基本的な知識がないとカルテ管理はできませんから」と、真摯な表情を見せます。

薬名や体の部位の名前を覚えるのは、膨大な数だけに大変でした。日進月歩の医療界では新薬の登場もめずらしくありません。そのたびに新しい情報を覚えなくてはいけないため、日常業務のなかでこなすのは楽ではないといいます。

患者に寄り添う窓口業務

宮川さんは現在、東京都武蔵野市にある吉祥寺南病院に勤務しています。地域の急性期病院として知られるこの病院には、急性期つまり急病の患者が多く訪れます。医事課に配属された宮川さんは窓口や会計業務に日々務めていますが、いちばん気をつかうのが窓口業務といいます。

人の命を預かる現場ですし、みんな不調を訴えて訪れるのでできるだけ患者に寄り添った対応を心がけています。ていねいな言葉づかいはもちろんですが、十人十色の患者のようすをよく観察して気持ちを読み取り、個々に合わせて対応することは容易ではありません。「それぞれキャラクター性もありますし、なかには感情的な方もいるので、まずは落ち着いてもらえるよう冷静に話しかけます。患者さんの声に耳を傾けることが大事ですね」

患者の立場になって、今どういうふうに焦っているのか、何をしてもらいたいのか、どういう回答を待っているのかを瞬時に判断する能力、瞬発力が重要だといいます。患者の些細な話がヒントになって病気が判明することもあるので、よく話を聞くというのは大切なポイントになるようです。

待合椅子でぐったりしている人、具合が悪そうな人にもすばやく気付いて、声をかける思いやりも必要不可欠。そういう人こそ医療事務の仕事には向いているといえそうです。

薬理の知識は受付で活用

大学で学んできた薬理の知識が、さまざまな現場で役に立っているという宮川さん。

急性期病院という性質上、突然の症状に慌てて受診する患者も少なくありません。新規の患者の場合、受付で症状を尋ねて診療科を決め案内することになります。

一般事務スタッフにも症状を聞いて診療科を選択することはできますが、診療情報管理士はさまざまな病態についてくわしい知識があるため、より正確に案内できるのです。

「病態を見分けるのが得意なので、ほかのスタッフに聞かれてもすぐ答えることができると自負しています。もちろん医療従事者の領域に踏み込みすぎないよう気をつけて、確認は怠らないようにしています」と宮川さん。

症状から予想がつくようになったせいで、家族や友だちなどの身近な人に日常生活で体調不良の相談を受けることが増えました。安直なことは言えないのでわかる範囲で慎重に答えますが、必ず受診を勧めます。

「以前、胸が痛いという患者さまで、外傷ではないので肋骨はだいじょうぶ、それならと内科を案内したら、実は帯状疱疹だったという例があったからです。皮膚科ですね。窓口では皮膚の発疹には気付けないので」と苦笑します。軽い症状でもその奥に大きな病気が隠れていることは少なくありません。宮川さんにはそれがよくわかっているのです。

難解な病状の予測がぴたりと当てはまった時はやりがいを感じるそうです。医療事務職全体でこれらのスキルが上がるともっと円滑に業務を回せるのでは、と先々にも目を向けレベルアップを考えています。

夜間の救急対応に追われ

吉祥寺南病院は24時間体制の二次救急病院でもあるので、男性職員の宮川さんは夜勤のシフトにも入ります。夜間救急は人数も限られていますし、事務は特に一人なのでひっきりなしにかかってくる電話応対をしながら、処置の済んだ患者の会計にも追われます。昼間は患者が一人で受診してくることがあり、付き添い人がいない場合は思った以上に大変だといいます。「本人は急病で焦っていますし、具合も悪い。だから正しい情報を聞き取れないことが多いのです」

診察に必要な名前や生年月日、住所などがはっきりしないとか、健康保険証や免許証も携帯しておらず、確認もできないことがあるので現場は混乱してしまいます。

特に高齢の方は言葉が不明瞭だったりするので確認しづらいと、付き添い人の必要性を訴える宮川さん。健康保険証がないと100パーセント自費となり、患者の負担が増えてしまいます。あとで持ってきてもらえば診療費の差額は返せますが、一人暮らしの高齢者が多い昨今、こういう例は少なくないようです。

診療時間内の救急搬送では、外来で診ている医師を呼んで救急に回ってもらうことがあります。すると予約の患者を必要以上に待たせてしまうことになり、しびれを切らした患者から詰問されることも。そんなときも受付担当は救急対応なのでと説明し、理解を求めるしかありません。大切なのは病院の顔として誠心誠意謝り、わかっていただきたいという姿勢を見せることです。

事故で運ばれてくる患者の場合、警察や保険会社に提出しなければならない診断書など、病院から出す必要のある書類はさまざまです。名前の漢字や住所の番地ひとつでも間違えると、あとで大変なことになりかねません。病名の正確さはもちろんですが、患部の記載、たとえば右足と左足が違っても問題になるので、事務の仕事は安易とはいえないのです。

レセプト提出期間は混乱期

診療報酬明細書にいわゆるレセプトを作成する業務には毎月、繁忙期があります。

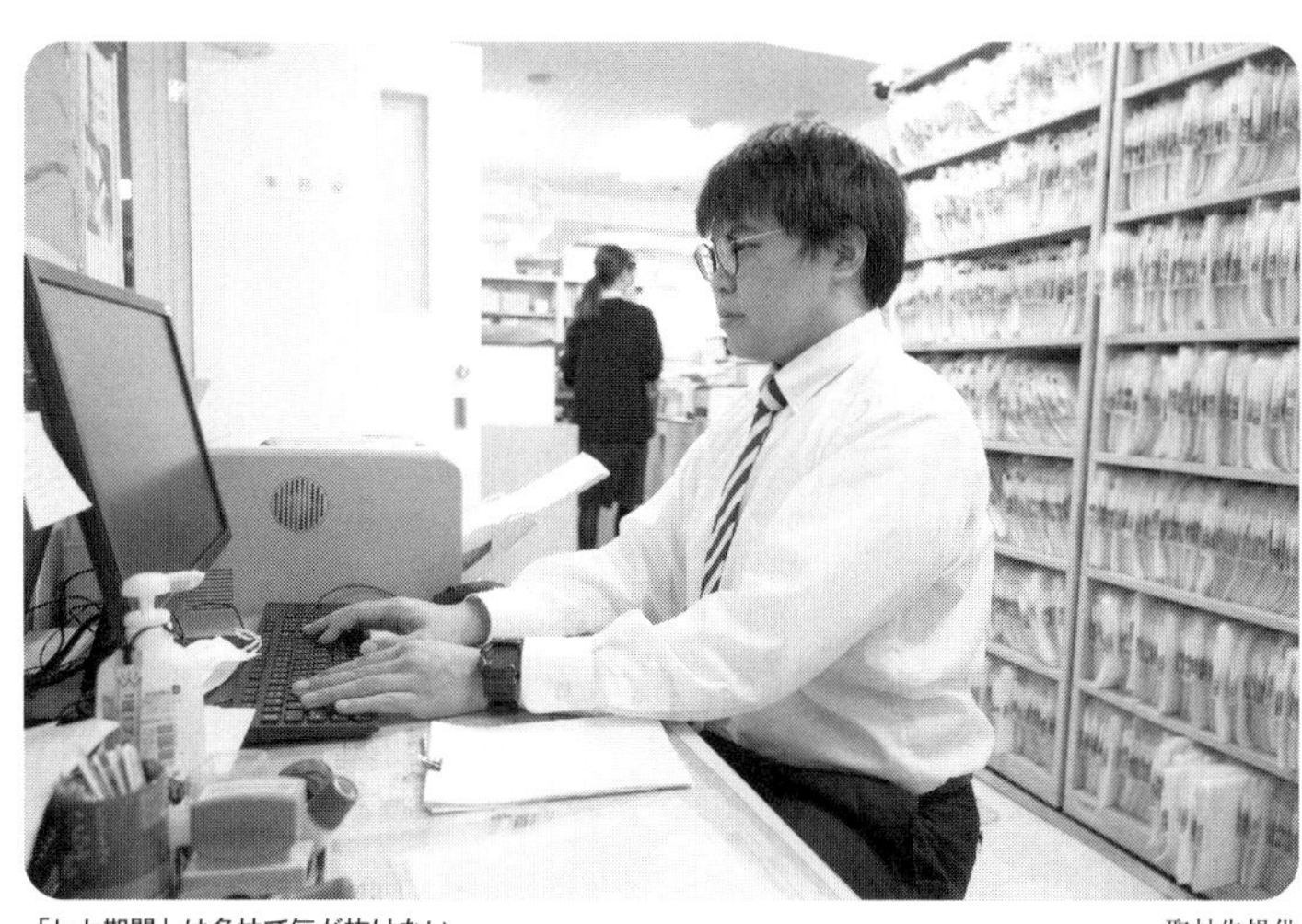

「レセ期間」は多忙で気が抜けない　取材先提供

前月の分のレセプトを翌月1日から10日までにトータルで確認して、健康保険組合や共済組合など各保険証の発行元に請求しなければなりません。これが医療機関の収入になるため、おろそかにはできないのです。

個々の患者が受けた処置や薬などと病名がきちんと合っているか、請求に間違いがないかを確認するのですが、受診した患者すべてのぶんですから、膨大な量になります。しかも確認作業は紙ベースで行うため、紙の束が重なるので散乱しないように神経を使います。

もちろん日々の業務もあるのでその合間に時間をつくり、スタッフ総勢でチェックしています。この期間を「レセ期間」と呼んでおり、いちばん多忙であるためミスも起こりやすく、気が抜けない時期だとか。

医療事務は資格がなくてもできる仕事で、

入職してから覚えても遅くないでしょう。しかしレセプト作成や提出期間の確認作業の時、基本的な知識がないと時間がかかります。知識があると即戦力として現場に立てるので、やはり学んでおくと有利といえます。

混乱期がくることがわかっているので、大型連休や年末年始もまともに休めていないと宮川さん。同僚たちとの連携で調整すれば休めないことはないので、たがいに融通しあいますが、６年目の宮川さんは責任感もあり、つい仕事を優先してしまうそうです。

患者の回復を見てやりがいも

頭をけがして救急搬送された人や、脳出血の増悪などで再入院した人の受付をした後、経過がよくなった患者との再会はほんとうにうれしいといいます。以前、大けがで搬送された患者を受付しました。心配していたのですが、その後回復して抜糸に来た人が会計にいる宮川さんを見て「あの時はお世話になりました」とあいさつしてくれたとか。

搬送された時の痛々しかった状況を見ていただけに、無事に治った姿を見て喜び合った経験は忘れられません。

この病院にはリハビリ室もあり、入院患者はもちろん通院でリハビリを受ける方もいます。じん帯を切った、骨折したという患者や、腕が上がらなくなった患者などが日々改善して日常生活に戻るようすにふれるのもこの仕事の醍醐味のひとつ。

「特に脳梗塞などで半身麻痺になった患者さまがリハビリに通いながら、少しずつ歩けるようになる姿、回復していくようすを見ると安心しますね」と宮川さん。

医療現場に立つスタッフの一人としてやりがいを感じる瞬間なのでしょう。

資格を活かせる業務に期待も

医事課には10名ほどの医療事務スタッフがいて、宮川さんはただ一人の男性です。仕事がしづらくないかと聞くと、意外にもそうでもないとの回答。診療情報管理士の資格をもっているだけに、医療事務職では判断しづらい内容がわかることもありますし、男性目線からはどう思う？　という相談もあるので重用されているようです。

とはいえ、取得した資格が活かせていない現状には少し物足りなさも感じています。

冒頭でカルテ管理について述べましたが、カルテには診療科に何人受診したか、どんな治療をしたかがくわしく書かれています。その平均来院日数や、入院の場合は入院日数などの統計を取ります。そこで見えてくる運営の実態から、どの分野、どの診療科がどんな問題をかかえているかもわかります。

病床の回転率もはっきりするので、最適化し病床を上手にキープするにはどうしたらいいのか、人員不足、また人員過剰な部門はどこかなど、現状を正しく把握することでよりよい企画づくりや、経営戦略を練ることにつながります。こうした有用な診療データをいかに活かして病院の運営に貢献していくか、日々の事務業務を地道に務めながらいつか活躍できるよう実績という武器を研ぎ澄ましているところです。

ドキュメント 2 大学病院の医療事務

スキルアップをめざして より繊細な業務に心を砕く

昭和大学病院 滝あやかさん

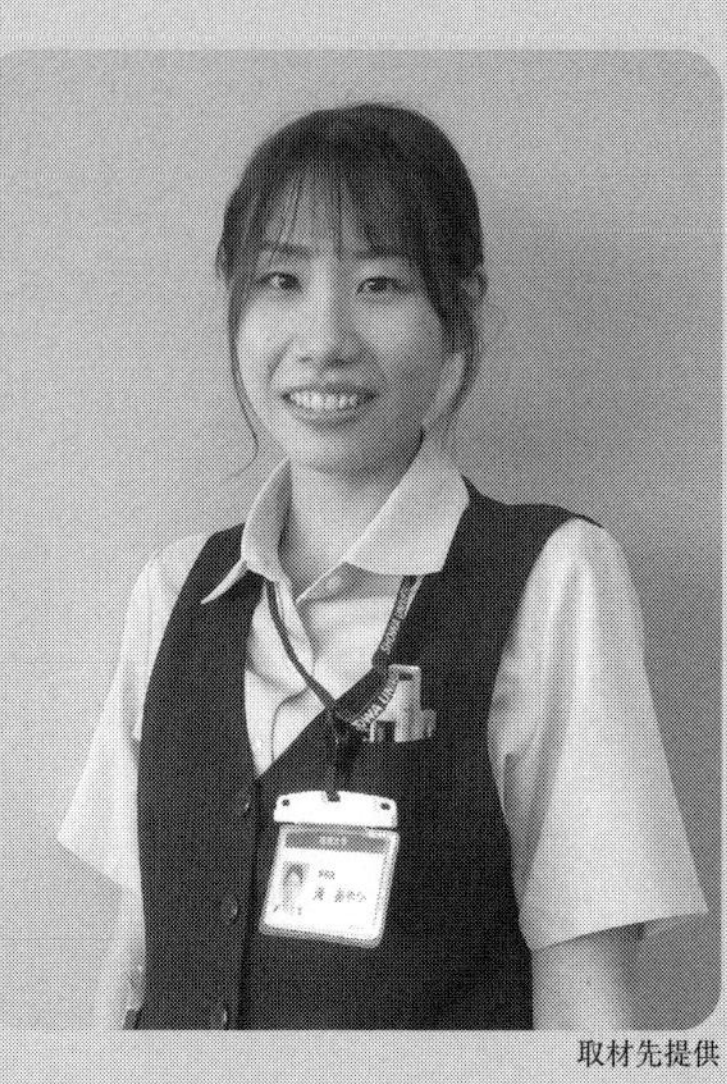

取材先提供

滝さんの歩んだ道のり

高校で進路を考えていた時、医療事務という職業を知った。病院の受付や会計に興味があったので、専門学校を選択し資格取得に至る。事務職を選ぶなら知識は豊富にと3種類の関連資格をとり、就活に臨んだ。実習で気に入った昭和大学病院に入職して7年目。現在は医事外来課で外来請求係を務める。学びの姿勢を崩さず、日々実績を積みながらスキルアップをめざしている。

各種資格で専門家の道へ

医療事務にはさまざまな資格試験があります。そのなかでも合格率約30パーセントという難易度の高さで知られているのが、診療報酬請求事務能力認定試験。民間資格ですが、厚生労働省の認定団体が主催するもので信頼度が高く、最難関といわれるほどです。

昭和大学病院の医事課に勤務する滝あやかさんは、この診療報酬請求事務能力認定資格を取得しているほか、医療請求事務能力検定1級、医療秘書実務能力検定1級ももち、実務に勤しむ7年目のベテランです。

高校の進路相談で医療事務について、民間資格ではあるものの就職先が豊富にあってどこでも働けると聞き、専門学校へ進学しました。そこで将来のことも考えて、難しいが就職にはより有利とされる診療報酬請求事務能力認定資格をとることをめざしたのです。

学校の医療事務コースでは将来に活かすため、とれる資格はとっておこうと2年間で3つの資格試験に挑みました。特にレセプト作成に必要な診療報酬点数表には、すごい量の検査、治療などについて書かれているので最初は驚いたという滝さん。

資格試験のため、毎日重たい点数表を持ち帰って確認し、過去問を解き、翌日の予習をすることをくり返しました。日々続けているうちに自然と点数表を見なくても覚えていくものがあり、少しずつ自信がついてきます。

職場では点数表を確認しながらの作業になるため丸暗記の必要はありませんが、それでも膨大な種類のなかから診療内容と点数を確認するのですから、慣れるまでは時間がかかるだろうことをこの時点で覚悟したそうです。

実習体験で大学病院に照準を

学校には病院で1カ月間、医療事務体験をさせてもらう実習授業がありました。何カ所か病院体験をして、いちばん働きやすそうに感じたのが今働いている昭和大学病院でした。

「大学病院ですから患者数が多く、業務の量も相当数ありました。そんな大変な状況なのに私のような実習生にもていねいに教え、緊張をほぐそうとしてくださる先輩方の気持ちがうれしく、働きやすい職場だと感じたのです」と滝さん。

同じ業務でも病院ごとに流れが違うことを実習体験で知りました。訪問した病院のなかでは昭和大学病院がもっとも規模が大きかっただけに、対応する症例もさまざまで複雑でした。だからこそ将来的にも勉強になると思い、就職活動では真っ先に照準を合わせたのだとか。

就職試験は筆記と面接でした。応募者は何人もいましたが事前学習が役に立ち、比較的スムーズに乗りきれたといいます。いっしょに合格した人たちはそれぞれ附属病院に配属され、滝さんは現在勤務している品川区の昭和大学病院に入りました。

学校と現場の違いに驚きも

入職した当初は、医事外来課で会計窓口や初診受付を任されました。ほかに予約電話の受付やレセプト業務などを並行して行い、全体の業務を把握していきました。病院の事務作業の多さ、複雑さに困惑する日々だったといいます。会計・初診受付・予約電話・レセ

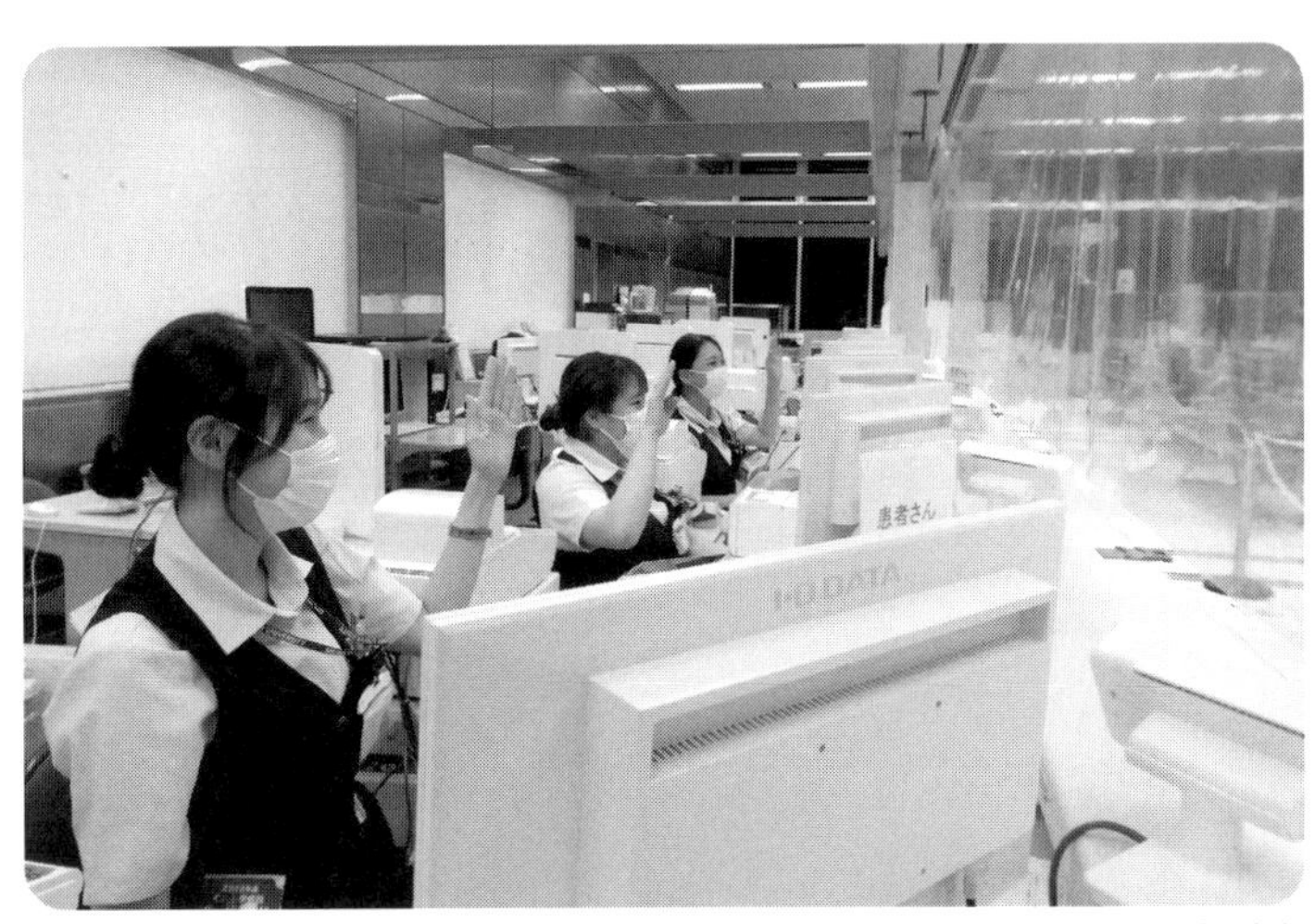

現在は会計とレセプト業務をメインで担っている滝さん　取材先提供

プト業務など指導を受けながら、わからないことは必ずそれぞれのマニュアルを確認したうえで質問するように心がけていました。

実際の業務でうれしかったのがレセプトコンピュータ（レセコン）の存在でした。滝さんが専門学校に入学したころ、全国の病院（医科）のレセコン浸透率は90パーセントを超えていました。しかし学校ではまだ点数表を確認しながら電卓で計算し、手書きのレセプトを作成する方法を学んでいたのです。

「学校でちまちま計算していたものが、コンピュータでは即座に計算できて窓口に来られた患者さまに請求できるんです。しかも正確に。今までと比べてすごく楽に感じました」と笑顔の滝さん。

専門学校には、基本を学びアナログでの作業をしっかり身につけてこそ、デジタルを使いこなせるという考えで手書きのレセプトを指導しているところが少なくないようです。

ハードなレセプト業務をさほど苦に感じず、円滑にこなせたというのも、こうした指導の賜物だったのかもしれません。

レセコンは迅速ですが、入力のさいに油断すると大きなミスにつながります。たとえば同時に2つの検査を行ったとしても、合わせて請求できない検査があるのです。医師はまとめて電子カルテに入力するため、事務スタッフに正しい知識がなければそうしたミスに気付かず請求を出してしまうことになります。

それだけに当初はレセコンの扱いを注意深く行っていたようです。楽な作業だからと安易に手がける時こそミスが起こりやすいのを、敏感な滝さんは感じとったのでしょう。

レセプト業務は連携も重要

新人として約3年間窓口対応などを務めた後、現在は会計とレセプト業務をメインで担っています。大学病院には診療科がたくさんあるため、各診療科を数人の医療事務スタッフで割り振り担当しています。

診療科にはそれぞれ特有の検査や治療があり、最初のうちは覚えるのがたいへんで慣れなかったといいます。とまどいながら仕事を進めていくうちに少しずつ慣れ、十分な知識がついてからは緊張も解けて自然体で作業をこなせるようになりました。

学生時代、総合病院の実習にも行きましたが、「そういう病院とは違った観点で請求について学べているので、今の仕事はとても充実しているんです」と満足そうな表情。それでもまだ勉強中です、とひたむきな姿勢を見せる滝さん。実は業務のなかで疑問に思うことによく出くわすのだとか。

レセプト点検の時、一人の患者がたくさんの検査を受けているのを見て、検査のやりすぎでは？　と感じることがあるのですが、カルテをよく読んでいくとその必要性がわかります。この症例にはこの検査や処置が必要だった、ということが理解できるのです。

そのような時は医師に相談し、病名の追加や行った検査の必要性をくわしく書いてもらいます。医師との連携をとることで正確なレセプト請求になり、それを支払い機関に提出し、審査が通ってはじめて病院の収入につながるのです。

そのためレセプトの点検時に見落としがないよう事務スタッフはたいへん神経をつかって業務にあたっています。

レセプト業務のほか、院内で行われるさまざまな委員会に出席していますし、月1回のレセプト請求に関する委員会にも必ず参加します。医師たちと情報を共有するため、資料をつくるのも滝さんらの仕事になるのです。

心理的効果も取り入れる接遇

会計窓口では、患者対応に気をつかいます。忘れてはならないのが、病院を訪れる人は何かしら体の不調や不安をかかえており、不安定な状態だということです。特に大学病院は患者数も多く、診療科によっては待ち時間がとても長くなることがあります。

「コロナ禍の今、会計に並ぶ列も一定の距離をとるようにしていますので、通常より長い列ができるのです。それで患者さまからご意見をいただくことがよくあります」

体の状態に加え、社会の傾向も揺れている状況なので、ピリピリしている人は少なくありません。対応に苦慮することもありますが、まずは相手の話をしっかり聞いて何を訴えているのかを理解することから始めるそうです。

なかには混んでいる窓口で保険のことや高額療養費について、またこんな治療を受けるのだがいくらくらいかかりそうか、など質問してくる人もいるそうです。後ろに並ぶ人を見て急ぐ気持ちになりながらも何とかわかりやすく説明し、「おかげで理解できたよ」、「ありがとう」などと声をかけてもらえるのが喜びを感じるひと時です。

接遇には心理的要素を取り入れることも学びました。不安そうな人には高めのトーンで明るく穏やかに話し、耳が遠い高齢者などには、やや低めの声でゆっくり話します。説明ひとつとってもこういう配慮や工夫をすることで、患者の不安が和らぐのです。

患者一人ひとりのつらい気持ちを汲み取り、寄り添う姿勢で説明して協力を求めると、ほとんどの場合、理解してくれるといいます。

「こちらが焦ったりイライラしていると、それは必ず相手に伝わります。ですから、常に落ち着いて目の前の人の気持ちを考えながら対応することを心がけているんです」

誠実に対応しようという彼女の気持ちが、自然に相手にも通じるのでしょう。

診療報酬改定は勉強を欠かさず

診療報酬は2年に一度改定が入るので、そのつど新しいものを覚え直すことになります。もちろんテキストを見れば一目瞭然ですが、改定になった部分を覚えておけばすぐに調べられますから業務がスムーズに進みます。

改定内容は事務だけでなく、医師や看護師など他職種にも情報共有をする必要があるため、資料作成や説明会を行ったりもしています。点数だけでなく算定のルールが変更されることもあるので、患者の支払う金額がこれまでと変わる場合はていねいに説明しなければなりません。

「小さな変更でも業務の進め方や内容が変わりますので、スタッフはみんな同じ認識をもつ必要があります。そのためここが変わるので会計時に気を付けましょうとか、こういう業務が追加されます、など終業後にみんなで勉強会をやって把握しています」

滝さんらは現行の内容と改定内容を照らし合わせてある資料などを見ながら、細かく確

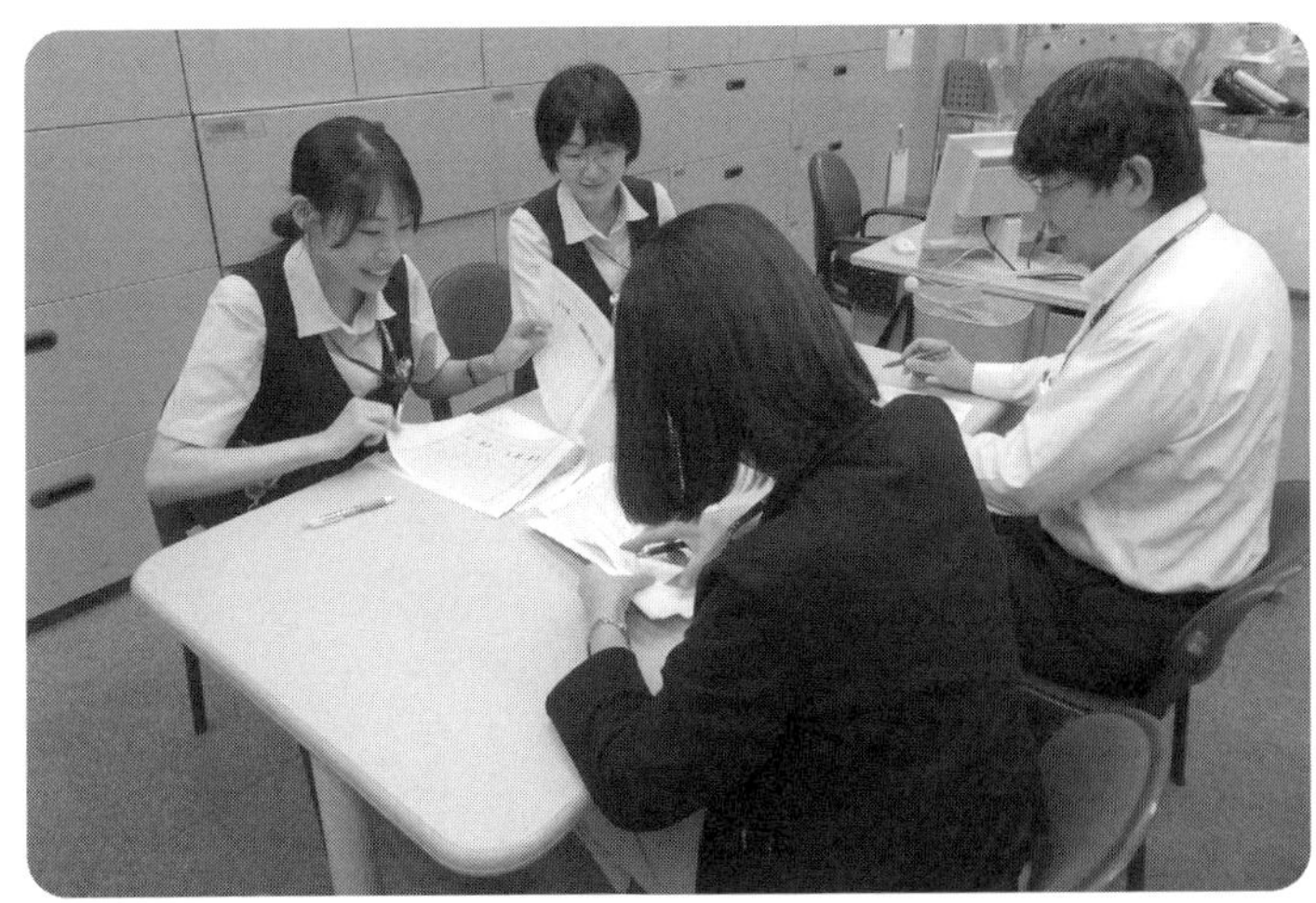

診療報酬は2年に一度改定があるため、終業後に勉強会をして把握している　取材先提供

認しミスのない業務を心がけています。特にコロナ禍が始まってからは新型コロナウイルス感染症についての項目が多数追加されるなど、大きな影響を及ぼしているといいます。

医療は日々進んでいきますし、社会情勢も変化します。すると保険制度も社会に合わせて変わります。せっかく覚えた内容も2年ごとにリセットして新しい情報を追加するのですが、滝さんは「学生時代に基本を叩き込んでいたせいか、さほど苦労せず頭に入れられます」と余裕をみせてくれました。

教える立場になって

今の会計業務に就いて丸7年経ち、後輩たちもできました。新人に教える立場になり、あらためて自分をふり返ることが増えました。「教えることで自分の知識を再確認できますからいい勉強になっています。かつての自分を思い出し、できるだけ先回りして教えてあげるようにしているんです」と先輩としての気配りをのぞかせます。

質問がある時、後輩が声をかけやすい雰囲気づくりも欠かせないと滝さん。業務に熱中している先輩には話しかけにくかったという新人時代の経験から、ときどきまわりを確認したり後輩のようすをうかがったりして質問しやすい空気をつくっています。

入ったばかりのころの何がわからないのかさえわからない、ということはどの業界、会社にもあります。特に医療事務周辺は複雑なシステムやたくさんの資料、紙の書類も多いため、とまどうことは当然だといえます。

そんな状態でいきなり、何かわからないことはある？　と聞かれても答えられません。

だからこそ滝さんは急かさずゆっくりと、一歩ずつ進めながら教えていくようにしています。いろいろなことを把握できてはじめて有用な疑問、質問が生まれるので、それを待つのも指導係としての役目なのでしょう。

スキルアップの喜びを実感

一般の病院とは異なり、難易度の高い症例やはじめて知る疾患もみられるのが大学病院。そのぶん新しい情報を得て着実にスキルアップしていく自分を実感する日々。仕事に大きなやりがいを感じている今、毎日が楽しいという滝さんです。

学生時代の実習で小規模なクリニックの職業体験もしてきましたが、大学病院の仕事は比べものにならない複雑さがあります。かかわるスタッフの数も多いので、いかに上手に連携を取っていけば円滑に業務を進められるか判断ができるようになりました。

また、多種多様な疾患やけがなどの診療情報が豊富なので、それぞれの業務についても学ぶことが多い現状。できれば将来どこへ行っても恥ずかしくない仕事ができるように、もっとスキルを高めたいとひたむきな胸の内を語ります。

コロナ禍になって以来、病院には患者があふれ、治療薬がない、ベッドが足りない、検査ができないとさまざまな危機に立たされました。そんななか、医療事務スタッフは一同で力を合わせ、医師や看護師など第一線の人たちをサポートしています。滝さんは同じ医療機関に勤める一員として、今後も努力を惜しまずレベルアップをめざします。

ドキュメント 3 耳鼻咽喉科専門病院の医療事務

受付で患者に寄り添い、正確なレセプト業務に専念

耳鼻咽喉科専門
神尾記念病院
武政有希子さん

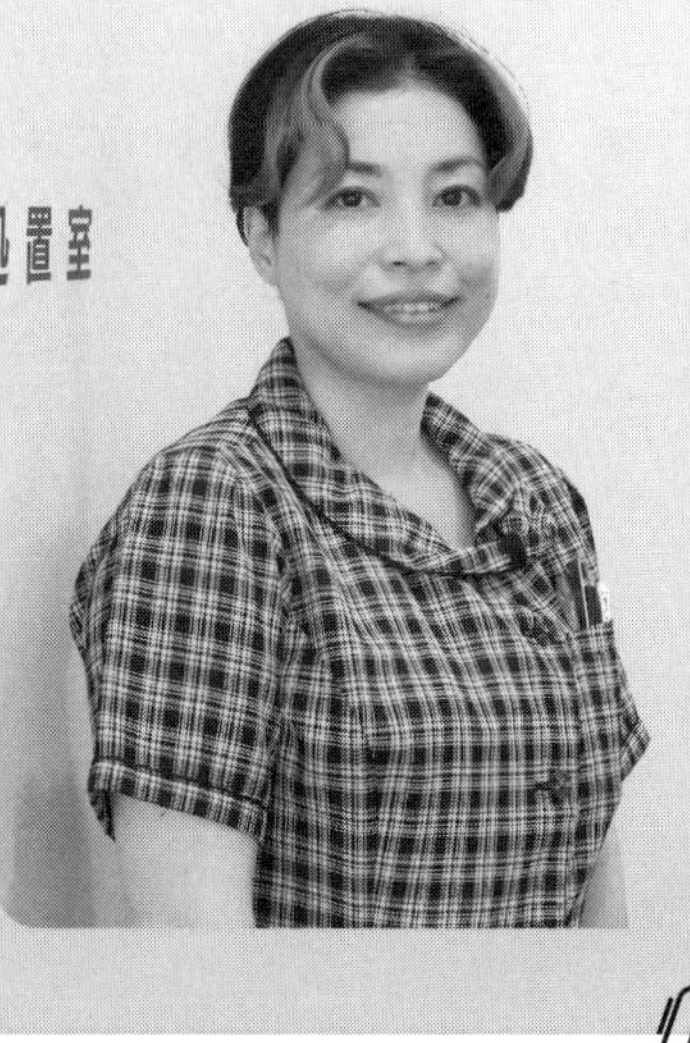

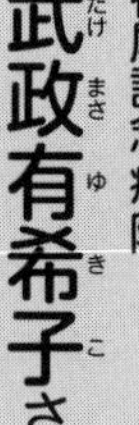

武政さんの歩んだ道のり

4年制大学の法学部を卒業後、一般企業に就職。多忙な営業業務で体を壊し、事務職に転向するも、企業の業績悪化のため自主退職する。耳鼻咽喉科専門のクリニックに転職し、看護助手を務めながら通信教育で医療事務の資格を取得、事務部に移る。医療事務として経験を積んだ後、職場環境や通勤の利便性を考慮し、現病院に転職して9年目。順調にキャリアを積んでいる。

不動産業界から医療事務へ

遠方からも患者が訪れるという耳鼻咽喉科専門の神尾記念病院で医療事務を務める武政有希子さん。不動産営業から一般事務、さらにクリニックに転職し看護助手を経て医療事務へとキャリアを重ね、現在に至る9年目の職員です。

4年制大学では法学部を専攻し、不動産会社に就職しました。入社後すぐに、法学部での知識を活かして宅地建物取引士資格を取得し、営業部に配属されました。しかし、多忙を極める毎日で体調を崩し休職、その後、リーマン・ショックで会社業績が悪化したため、希望退職に応じ、新たな道を歩むことになったのです。

そんな経験から、「将来、もし不況がきても乗り越えられる仕事は何だろうと考え、医療関連に興味が湧きました。でも今からコメディカルの資格を取るのは難しいと考えました」と武政さん。

その時にテレビＣＭで見た医療事務の仕事を思い出し、未経験でもできるというので心が動きました。医療業界自体を知らないので採用に至るまではたいへんかなと思いましたが、何とか未経験でも採用するというクリニックを見つけて応募。そこで未経験ならまず看護助手からやってみてはと言われて入職します。その後、働きながら通信教育で8カ月ほどかけて医療事務の資格を取得しました。その資格をもって異動の希望を伝え、晴れて事務職に転向したのが武政さんの医療事務員としての第一歩でした。

学習内容と実務の違いに困惑

実際、医療事務職に就いてみると勉強していた内容と違いすぎて、困惑することが多かったといいます。医療現場は日々進化していたようで、「当時の医療事務講座では手書きのレセプトを学び、試験もすべて筆記でした。ところがクリニックにはレセプトコンピュータがあり、専門的に入力していました。そこで会計の入力から処方箋の入力、レセプトの点検やルール、最終送信や提出の方法まで先輩に一から教わりました」

今まで使ってきた一般のパソコンとはまったく異なる仕様のコンピュータのため、最初は実務に慣れるのがたいへんだったようです。しかも中途採用で給料も前職より低くなりました。それでも「せめて3年は同じ職場で経験を積んで実務を身につけよう」と仕事に取り組みました。当時勤めたクリニックは耳鼻咽喉科がメインでしたがグループ施設がいくつかあり、職員は各病院を交代で担当していました。武政さんも皮膚科や内科、小児科に健診センターなどを経験。幅広い知識を得ることができたのは大きな収穫でした。

耳鼻咽喉科専門病院への転職

3年が経ち仕事にも自信がついたころ、そろそろ自分の希望する条件や環境の下で働きたいと思い転職を決意。偶然、耳鼻咽喉科専門で通勤しやすい神尾記念病院がスタッフを募集していたので、すぐに応募しました。

「前のクリニックが、耳鼻咽喉科がメインだったのでその経験を活かせること、通勤が楽なことと福利厚生が整っていることなど希望

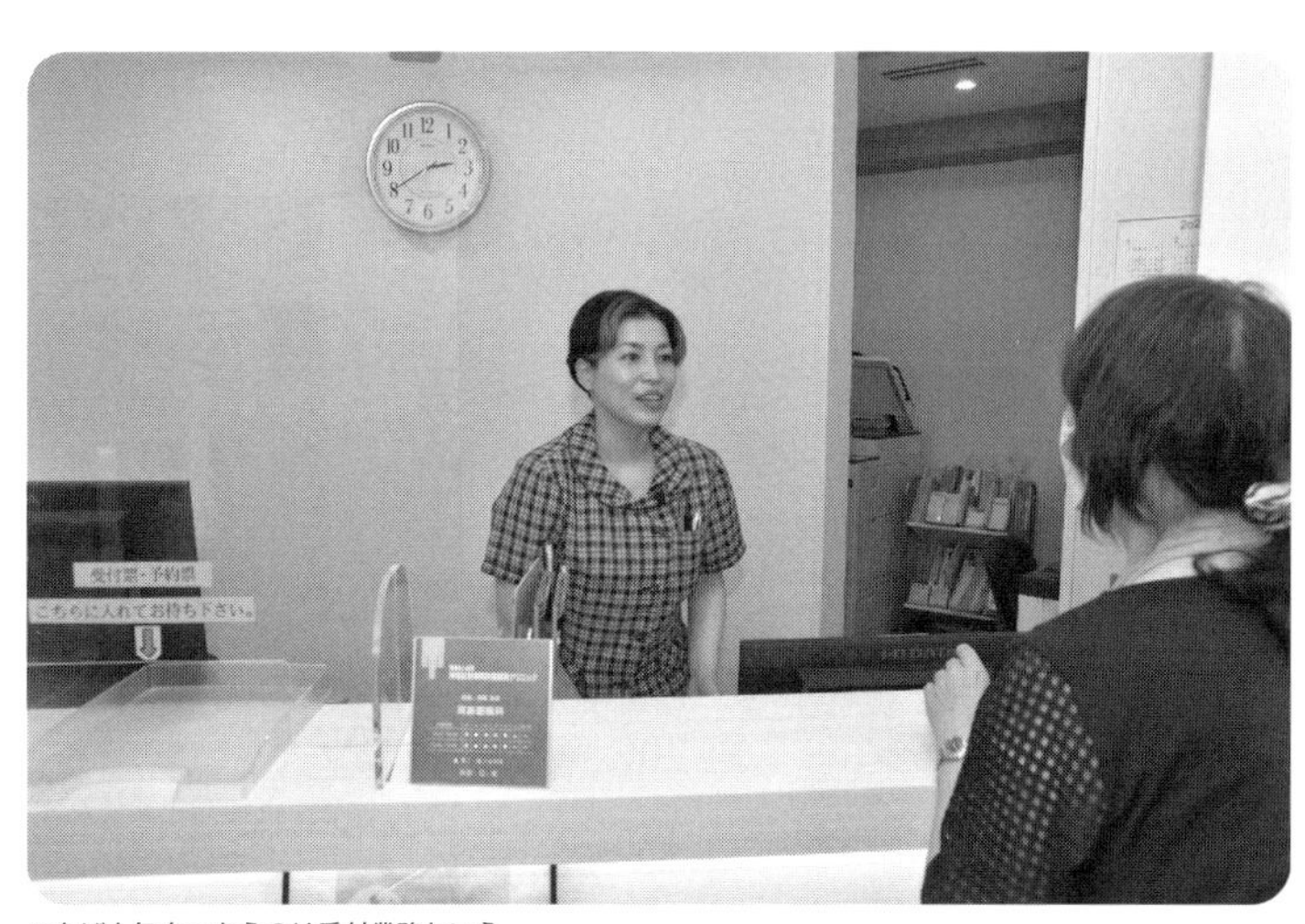

受付票・予約票
こちらに入れてお持ち下さい。
いちばん気をつかうのは受付業務という

通りでした。耳鼻咽喉科専門という内容にもどんなことをしているのか深い興味があり、採用された時はうれしかったですね」と屈託のない笑顔をみせる武政さん。ここまで山あり谷ありの社会人生活でしたが、自分は決して苦労人ではないと言いきります。

「私は実家住まいで家賃の負担もなく、過去2回の転職も家族の誰も文句を言わずに見守ってくれました。当時、給与が減っても実務を勉強するのだから、お小遣い程度でもありがたいと思っていました」

窮地に陥っても決して腐らず、まっすぐ前を向いて将来を見据える分析力や冷静さが彼女の強みなのかもしれません。

気負わず淡々と業務に臨む

現在の職場は福利厚生が整っていること、

年に一度査定があり、業務の効率化への貢献やスキルアップしたことをきちんと評価され、昇給につながるのでとてもいい環境に落ち着いたといえます。不動産営業のときの給与は現在よりもよかったそうですが、プライベートの時間もとれず心身ともに疲れきっていたころと比べ、ゆとりをもって働けているようです。仕事に慣れ、難しい局面も乗り越えられるようになった現在、やりがいに満ちているのではと思いきや、「人を救うことのできる医療にたずさわりたいとか、医師のサポートをしたいなどという高い志をもって現職に臨んだわけではないので、やりがいを問われても実はピンときません」と苦笑します。自分の将来を考え、地に足をつけて働くための資格を見つけ選択したところに今があるのだといいます。そのため日々、必要な業務を正確にこなすことで、知識やキャリアが身についているという手応えや実感がある、という気持ちのほうがしっくりくるといいます。

受付に求められる接遇の能力

武政さんの主な業務は、診療報酬の算定・請求や会計、そして窓口での患者対応になります。受付をして、保険証などを確認し、初診なら問診票を書いてもらいます。紙のカルテなので毎日出し入れがあり、患者が来たらその方のカルテを出して診察室へ回さなければなりません。また会計業務では診療費の計算をして患者と金銭のやりとりを行います。そのほか、医師の記入した書類を処理する作業もあります。

「たとえば入院された患者さんの保険の書類や、役所や勤め先に提出する書類など、医師

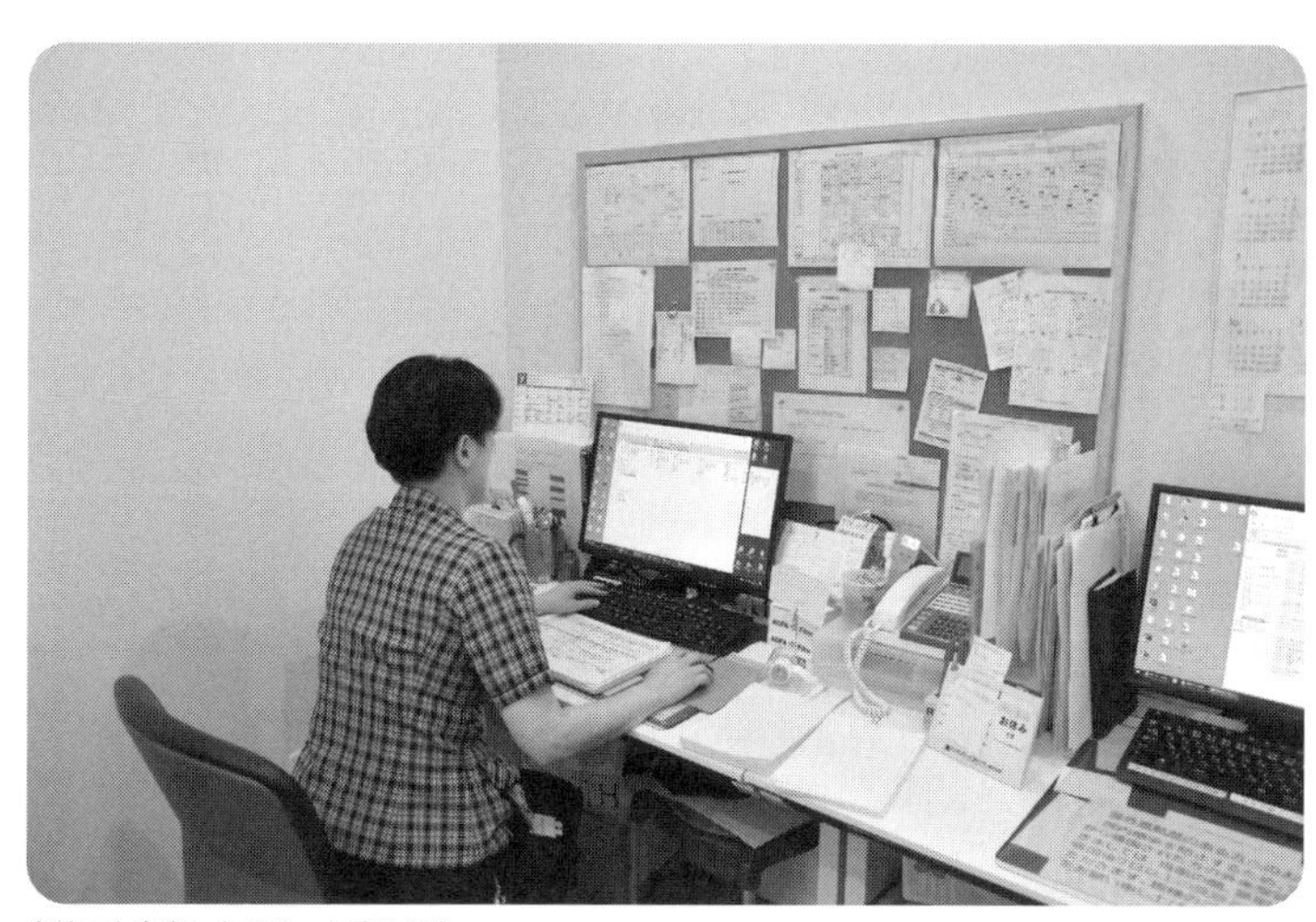

多忙でも充実した日々、と武政さん

に記入してもらうものはたくさんあります。それをお渡ししたり発送したりする業務プラス電話対応もあるので、毎日忙しいですね」

レセプト作成や会計は医療事務のメイン業務と思われがちですが、実はいちばん神経をつかうのが受付業務です。患者はみんな病気をかかえていてつらいから受診するのです。そのため長い時間診療を待っていると、いら立ってくる人もいます。そのさいは、診察室の看護師やクラークに相談します。

「患者さんから、この書類は何ですか、この診断書は何ですか、身体障害者の申請ができますか、などいろいろな質問をお受けすることが多いですね。それらをいかにわかりやすく、かみ砕いてお伝えできるかが私たちの仕事です。だからコミュニケーションはもっとも重要なのです」と受付の重要性を訴えます。

最初に患者と向き合うのが受付の業務。つまり病院の顔ともいえるので、訪れる人の信頼を得るにはここでの第一印象が大切、ということでしょう。

電話応対のさいには、立っていられないほどつらい症状があるが診てもらえるか、耳鳴りがひどいのだけど治してもらえますか、食べ物の匂いがわかりません、などなど、多種多様な質問を受けます。その切実な思いはよくわかるのですが、医療事務が病気についてくわしく答えることはできず、しかしわかりませんとも言えないので、「受診していただかないと、当院で治療できるとは言いきれません。診察は可能ですからご来院ください」など、診療を受けてもらえるように話を進めていくようです。

「遠方から来院しても診てもらえない、あるいは治りませんなどと言われるとショックなので、事前に聞いておきたい気持ちもわかります」と武政さん。受診できる状態ではないんですと訴えてくる人もいて、そういう場合は当院ではなくてもいいから近所の病院に行ってみてください、とできるだけの提案をしています。つらい患者に寄りそって言葉を向けるのは、相手をそれ以上不安にさせないようにという思いやりによるものです。高い志はなかったと言いながら、医療事務のあるべき姿がはっきり照らし出されています。

重い感情は吐き出して浄化

仕事の経験を積んで自信がついてきたとはいえ、やはりクレームを受けたり、また職場内でこういうふうにしてくれないと困ると苦言を呈されたりすることが重なると、心の中に

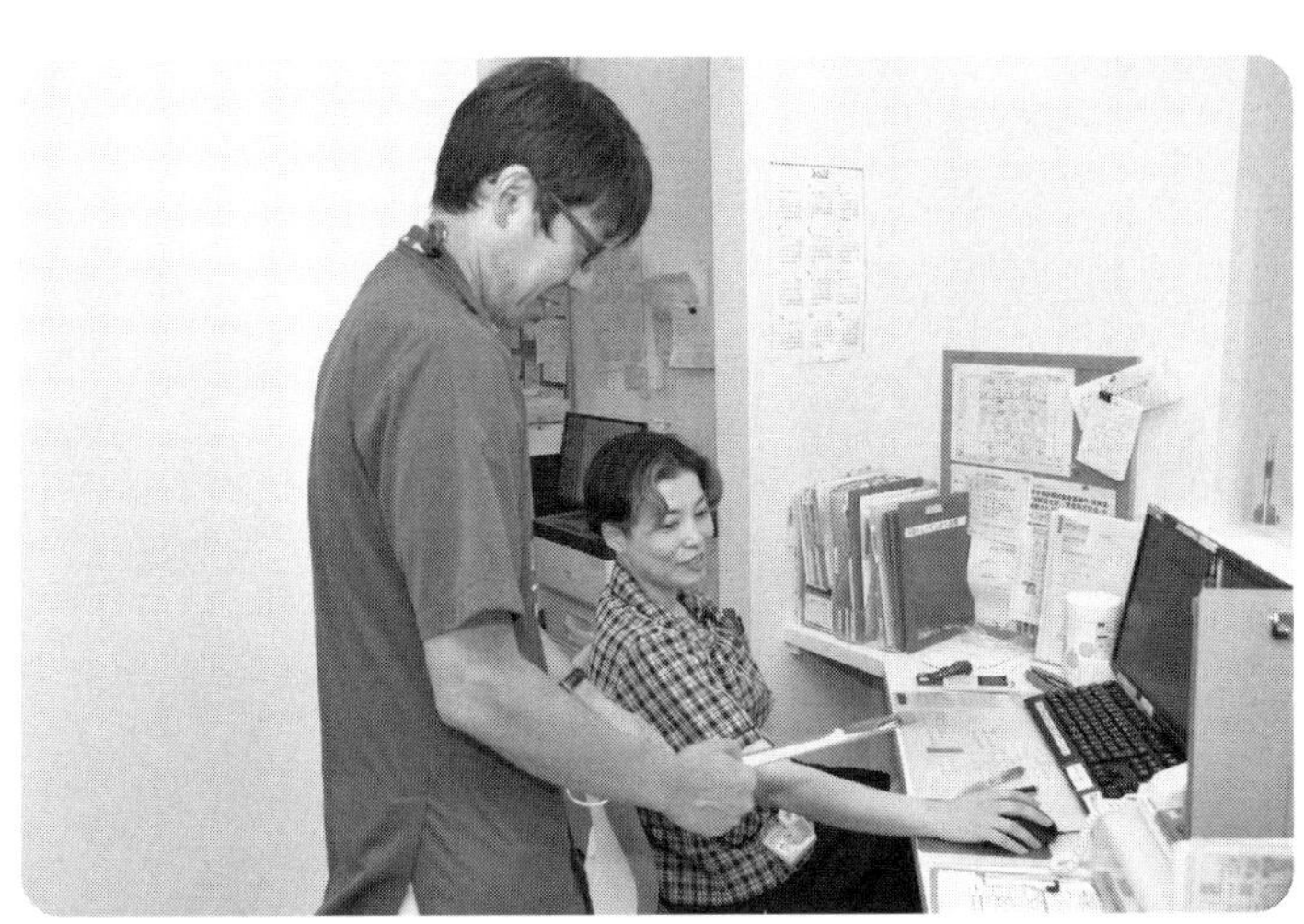
医療事務は医師やコメディカルとの連携も重要

重い気持ちが溜まっていきます。以前の職場ではそれをうまく処理できずに体を壊したのですが、今は自分と上手に向き合うことができるようになりました。ちょっとしんどいなと思うことがあっても、明日は明日でがんばろう！　と気持ちを切り替えています。

ささいな悩みでも同僚や家族などに話して心のモヤモヤが晴れることは多いようです。「引きずらないことですね。その瞬間は我慢して、あとで発散すればいいんです。だんだんそれができるようになりますし、同僚たちもみんな同じらしいです」と笑います。仲間に恵まれているという武政さん。同僚に聞いてもらうことで気持ちをリセットし、明日につなげているのです。日々の業務経験から、手探りでつかんだ対処法なのかもしれません。

カルテを読み取る読解力も大事

医療事務は、実際の診察にたずさわるわけではありませんが、病気や治療に関する知識は必要です。薬が出た時、その薬がどういう病気に対するものなのかを理解していないと、レセプト作成のミスを起こしかねません。たとえば細菌による鼻水の症状には抗生物質を処方しますが、病気の名前がアレルギーになっていると「なぜ抗生物質を処方されているのか」と疑問が生じます。その場合、医師にこの病名や処方内容で間違いないですか、と確認する必要があります。

勤務する病院で扱っている病気や処方する薬について理解していないと、レセプトはチェックできません。抗生物質が出ているのに炎症の病名がついていない時、おかしいと気付けるのは、病気のことや治療法、薬についての知識がきちんと身についているからです。「カルテの内容が理解できないとレセプトも違ってきて、正確に請求できないということになりかねません。診療報酬は病院の大事な収入源で、病院の経営にもかかわってくる仕事なので、真剣です」と生真面目さを覗かせます。また、日進月歩といわれる医療現場ではよく、新薬が登場します。耳鼻咽喉科なので多くはありませんが、新しい薬が出ると効能や使用方法をその都度覚えないといけません。さらに診療報酬の改定が2年に1回あるので、それもどう変わったのかを頭に入れておかなければならないのです。

もちろん基本的にはコンピュータが計算しますが、今回の改定でAの処置とBの処置はいっしょに請求できなくなったなど、従来行っていたことが通用しなくなるような改定もあるので、細心の注意が必要です。それらの改定によって、患者への請求額も異なってきます。これまでの金額から急に上がることもあるので間違えた請求をしないように、また混乱を招かないよう上手に説明しないといけません。もちろん手元に点数表などのテキストがあるので、その都度調べて確認すれば問題は起こりません。

「わからないことをいい加減にしないで、きちんと調べて対処するクセをつけることが必要だと思っています」。この誠実な人柄が周囲に信頼され、その人生を上へ上へと伸ばしているように思えます。

資格取得は生き残る戦術

コロナ禍も3年目となり、対処に慣れてはきたもののまだ落ち着いたとはいえません。病院も当初は何をどうしたらいいのか国からの明確な指示もないまま、混乱していたといいます。不安定な世情にもまれ、安定を求めて医療業界で働く道を選んだことに後悔はありません。今は病院でさえ、何のいたずらか厄介な病気の蔓延で揺れている状況です。

それでもみずからが武器となる資格を得たことは間違ってはいませんでした。知識や経験に加え、資格という武器は自分を強固にします。

「医療事務の資格は私にとって生き残る戦術のひとつでした。それを活かせている今、とても充実しています」。過去を乗り越え、自分でつかんだ新たな道を楽しんでいる姿が魅力的な人でした。

ドキュメント 4 ドラッグストアの調剤薬局事務

医療秘書技能を活かし患者と薬剤師を支えたい

ココカラファイン薬局
山王2丁目店
蓮田佳穂さん

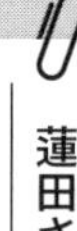

蓮田さんの歩んだ道のり

親族に医療や介護系の職に就いている人が多かったため、自然と医療系の仕事に興味をひかれた。高校卒業後、横浜医療情報専門学校に入り医療事務コースを選択。医療秘書資格を取得し、卒業後、㈱ココカラファインヘルスケアに就職。ココカラファイン薬局に勤め、薬剤師のサポートや患者対応に力を入れている。2022年7月より新店を任され、目下奮闘中。

医療系の裏方業務に興味

高校卒業前、将来の道を選択するにあたり自然と医療系に進むことを考えたという蓮田佳穂さんは、株式会社ココカラファインヘルスケアに入社し3年目、現在勤務しているココカラファイン薬局山王2丁目店は2店舗目になる、医療事務（調剤薬局事務）スタッフです。もともと医療職や介護職に就いている親族が多く、子どものころから人の健康や生活を見守る仕事に慣れ親しんでいたため、将来の方向性に迷うことはありませんでした。

ただし、看護師など患者に直接触れる医療従事者ではなく、それら専門家を陰でサポートするような仕事があればいいなと考えていました。高校でさまざまな職種について調べた時に医療事務という仕事を知り、自分にぴったりだと感じたのが決め手でした。

まずは専門家としての資格の学習を

そこで地元の神奈川にあった横浜市の医療情報専門学校に進学し、数ある資格のなかから「医療秘書技能検定」をめざしました。学校で取得できる資格には、ほかに診療情報管理士や医療事務作業補助者、医事コンピューター技能検定などもありました。

「ただし、医療秘書技能はカルテ管理や診療報酬請求手続きなど医療関連に必要な専門知識の基本要素を網羅できることに加え、スケジュール管理や電話、窓口応対など秘書としての接遇マナーなども広く学べるため、将来性が高いと思いました」と蓮田さん。

柔らかく穏やかな雰囲気をもちながら、将来を見据える確かな目ももっていたようです。

「子どものころから控え目で、目立つのが苦手なおとなしいタイプでしたが、人と話すのは嫌いではありませんでした。コツコツとひとつのことに打ち込むのも得意なため、地道な作業を行いつつ、人ともかかわることができる医療事務の仕事は最適だったといえます」

授業では診療報酬明細書、いわゆるレセプトの作成なども学びます。数字がたくさん出てくるので理数系が得意でない人には難しいのでは、と思われがちです。

実は蓮田さんも理数系は不得手でしたが、「意外なことに数字というより、読み取る力のほうが大事でした。たとえば麻酔を使ったとして全身麻酔か局所か、またどんな体位で行ったかで診療点数が異なります。レセプトは点数表でそれぞれの診療内容を調べて作成するのですが、私はそれらの作業が得意なので楽しく学べました」。

医療秘書検定は単語帳と過去問でひたすら勉強し、無事に合格。この先、自分にどんな仕事ができるのかと胸が高鳴った瞬間でした。

病院と異なる調剤薬局の業務

就職先を探す時、病院ではなく調剤薬局をもつ企業を優先したのは、「何となくですが、病院よりも福利厚生が整った企業のほうがいいかなと思いました」と、ここでも直感が働きました。患者が入れ代わり立ち代わり訪れ、めまぐるしい業務が想像される病院より、忙しいながらもじっくりと業務に取り組めそうな調剤薬局が自分の性格に合っていそうだと感じたようです。

数ある求人情報のなかから、もっとも福利厚生が充実しており、働きやすそうだったの

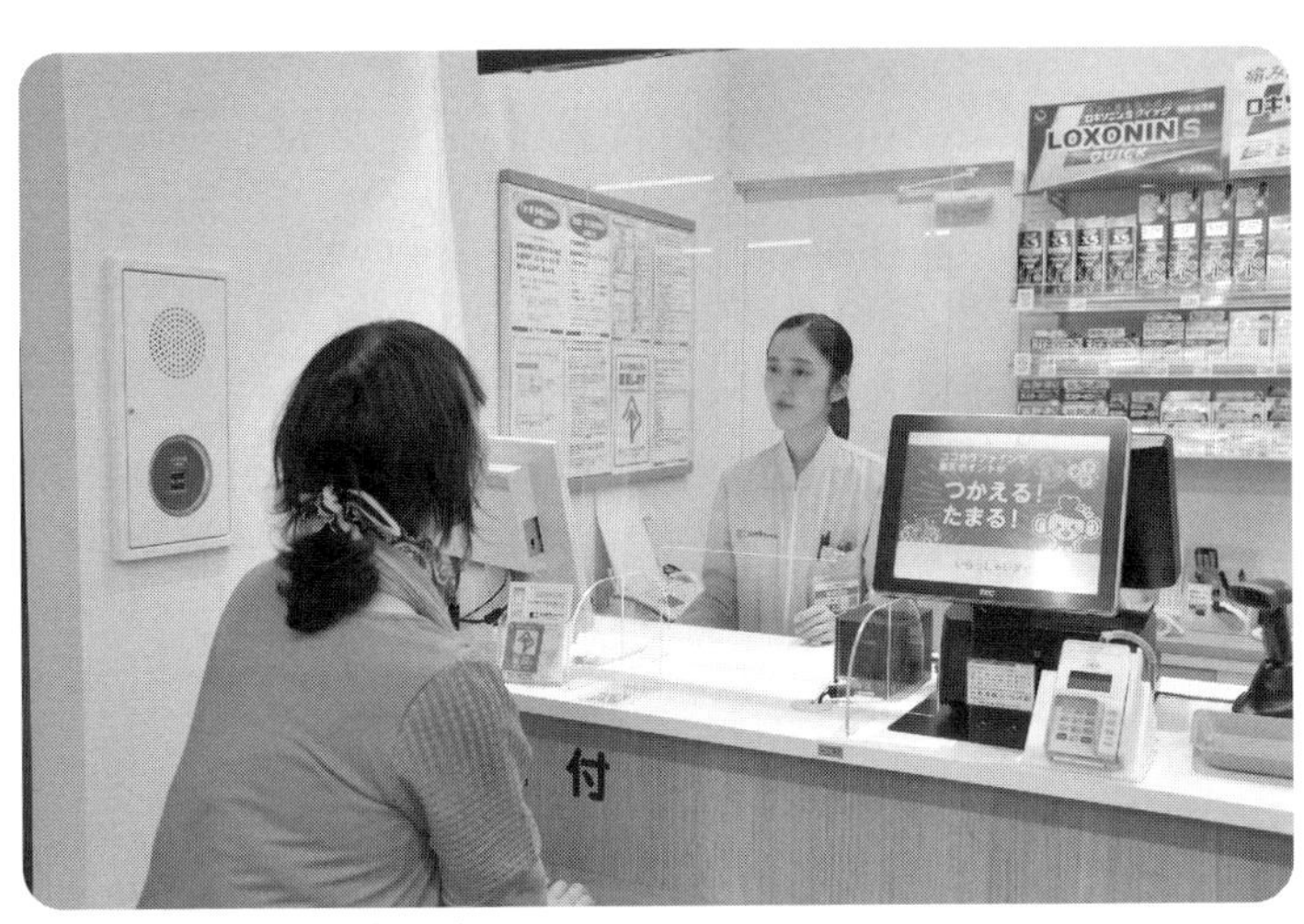

薬局の窓口に立って応対する蓮田さん

が現在勤務しているココカラファイン薬局でした。調剤薬局事務スタッフの求人に応募して採用となり、現在は配属先である東京都大田区の薬局店舗まで、神奈川県内にある実家から約1時間かけて通っています。

専門学校では病院勤務を想定した内容を中心に授業が進みます。そのため、調剤薬局に就職した蓮田さんは当初、とまどうことが多かったといいます。

「新卒で入ったばかりのころは、先輩方にかなり迷惑をかけました。受付で労災や自賠責保険など特殊なレセプトを受けた時は、はじめてのことでどのように対応したらいいかわからず困りました。幸い、ベテランの先輩が多かったのでみなさんに教わりながら、やってこられました」とふり返る蓮田さん。

調剤薬局と病院とでは保険内容も異なりま

すし、レセプトもまったく違うものになります。病院のレセプトは診療報酬明細書というもので、調剤薬局の場合は調剤レセプト、調剤報酬明細書とされるようです。

扱う点数表や書き方も異なるため、慣れるまでは処理に時間がかかることもありましたが、「専門学校では調剤薬局の業務についても少しだけ学んでいました。点数表が違うこと、病院とはまったく別ものと考えたほうがいいことなど理解はしていたので、ある程度の心構えはできていました。実際に働いてみると想像以上にたいへんでしたが、新しいことを覚えるのが楽しくて」と、チャレンジ精神旺盛なところを覗かせてくれました。

薬剤師のサポートが中軸

新入社員として配属されたココカラファインの薬局大森山王店での勤務は朝10時から午後8時までで、業務内容が午前と午後で分かれていました。出勤すると早番の人が掃除を終えているので、すぐピッキング作業に入ります。ピッキングとは調剤薬局事務の業務のひとつで、薬剤師の補助的役割を担うものです。

患者に薬を渡すのは薬剤師の仕事ですが、その薬を棚から出して処方箋に書いてある数をそろえる作業をピッキングと呼んでいます。お店ではカゴで管理していたので、蓮田さんがそろえた薬は薬剤師が監査後、患者に服薬指導をして薬を渡すという流れになっていました。

このほか、医薬品の納品があれば間違いないか検品作業も行います。たいてい受付で業者から「納品お願いします」と声がかかるので、手の空いている担当がいない場合は調剤

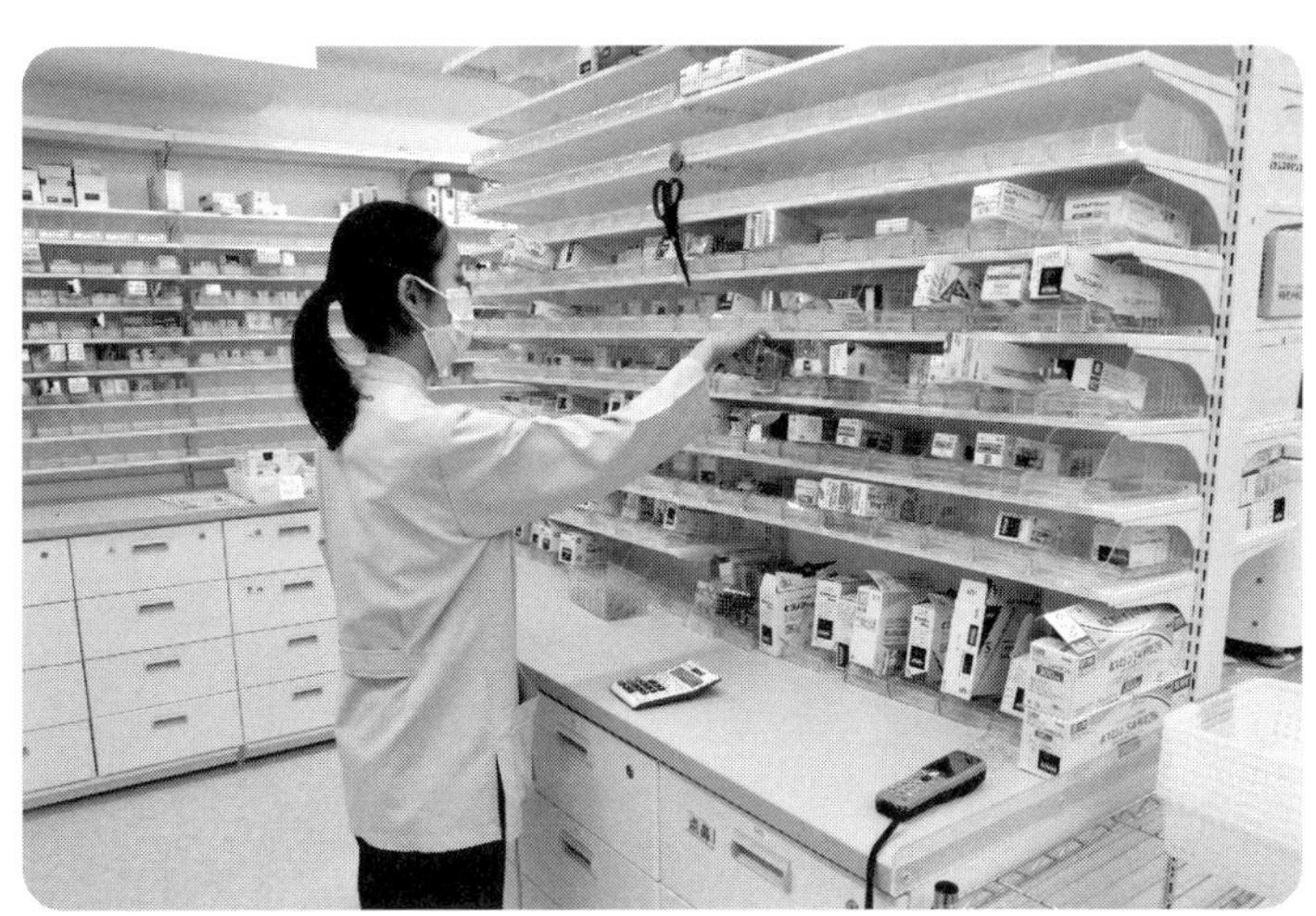

ピッキング作業をする蓮田さん

室のスタッフが出ていき、伝票を確認して薬の読み合わせなど検収や押印をすることになります。午前の部はおおむね午後2時までで、昼休みをはさんで受付と交代して、つぎは夕方まで受付業務を行うのがおおよそのルーチンワークでした。

受付業務はまず、患者から処方箋を受け取ったあと、待ち時間を伝え、お薬手帳の有無を確認します。持ってきている人からは手帳を預かり、薬について入力作業を行います。この時、日付や医薬品名を間違えないようしっかり確認することも心がけなければなりません。「受付の時、患者さまに薬について尋ねられることがありますが、すみやかに薬剤師に話を通し対応していただくなど配慮していますね」と蓮田さん。事務スタッフは、あくまでも薬剤師の補助を行うという立場でいなければなりません。

　患者に薬を渡すのは薬剤師の仕事で、事務員は薬剤師の補助として医薬品の管理を行っているのです。仕事が終わると蓮田さんら調剤薬局事務が精算や薬棚の片付け、清掃を行い、薬の分包機など機械類の清掃は薬剤師が担当して一日の仕事が終了となります。

心理的効果も取り入れる接遇

　専門学校では医療関連法規など、医療施設関連の勤務に必要な基礎知識を学びましたが、コミュニケーション学も絶対不可欠な項目だったといいます。「受付では患者さまと対面しますから、やはり正しいマナーなどは学んでおく必要があると思います。特に薬局を訪れる人はみなさん体調のすぐれない方や体を壊して弱っている方が多いので」


　蓮田さんの勤める薬局のとなりにはメンタルクリニックがあるため、心に傷を負った患者が訪れることも多く、病気や不安をかかえている人がくることを常に念頭に置いています。なかには患者に激しい感情をぶつけられたという先輩もいますが、蓮田さん自身は幸いそういう経験がありません。しかし心に負担をかけないよう日頃から接遇には気をつけているといいます。

　人にまっすぐ目を向けられない患者もいるのですが、蓮田さんが新人だったころ、人に対面するさいはきちんと目を合わせて話す、ということを大切に考えていました。そのため、視線をそらそうとする人に無理やり目を合わせようとしたことがあります。あとでその状況を思い返し、よけいに不安がらせてしまったかもしれないと後悔しました。未熟だ

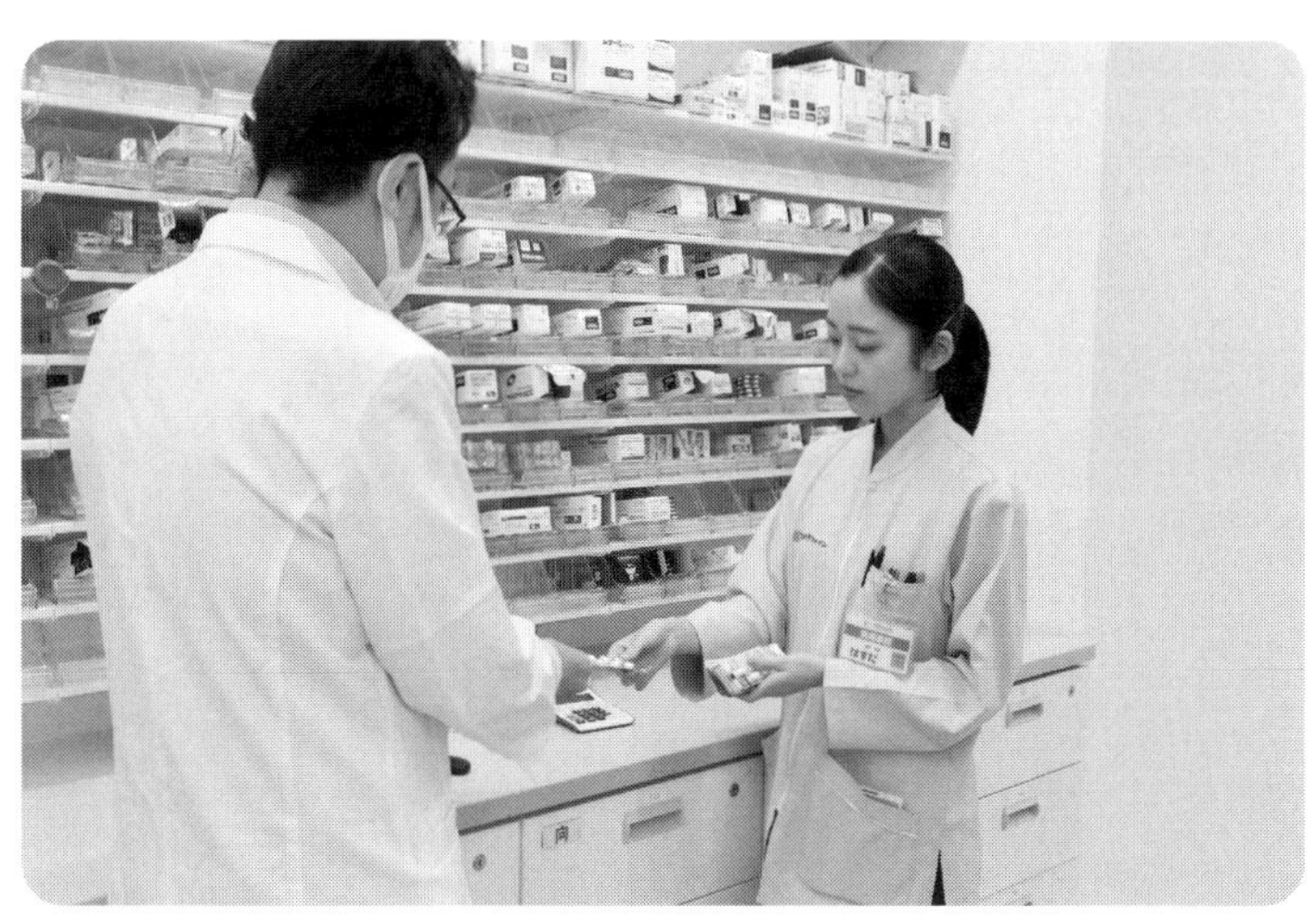

薬剤師と二人三脚、話しながら仕事を進める

った対応を反省し、それからは相手のことをよく観察するようになったそうです。

「相手がまっすぐ目を見る人ならこちらもそれに応じ、うつむきがちな人には正面から目を合わせずソフトな対応をします。感覚でつかむしかないのですが、相手と同じように対応するミラーリング効果というものを身につけるよう努力しています」と、笑顔をみせてくれる蓮田さん。

接遇にはいつも心を砕いていますが、大田区山王という歴史ある地域に根付く調剤薬局だからなのか、地元の同じ人が継続して訪れる傾向が多いようです。自然と顔や名前を覚えますが、相手も覚えてくれて「こんにちは」と気さくに声をかけてもらい、世間話をするのが事務スタッフにとってのうれしいひと時になっています。

業務は薬剤師との二人三脚

就職して丸2年が過ぎた現在、接遇には少しだけ自信がついてきました。つらい症状をかかえている患者が少なくないため、受付業務はスピードが大事です。具合の悪そうな人が来た時は、特に迅速に処理してほしいと奥の薬剤師にメモを渡すこともあります。投薬台まで歩くのが困難そうな人には、席までうかがったほうがよいかもしれないと提案するなど、患者と薬剤師のパイプ役となって陰で支えているのです。

「患者さまに最初に対応するのが私たちなので、その時体調などの変化に気づかず調剤室に処方箋を通してしまうと奥で完結し、つぎに患者さまを見るのが薬を渡す時になってしまいます。ですから最初の気づきはほんとうに大切だと思っています」と表情を引き締めます。

コミュニケーション能力が鍵

時には飲み残しの薬を持ってくる患者もいます。薬の種類が多くて飲み忘れてしまうなどの相談がある時、飲む薬を数種類まとめて一つの袋に入れる一包化ができることを提案するまでが蓮田さんの仕事です。

受付時にあまりにも残薬が多いことがわかった場合は薬剤師に伝え、担当医師に連絡して調節をお願いすることもあります。薬の一包化などの作業は薬剤師が行います。調剤薬局事務スタッフはこういった時の橋渡しという役割をもっており、蓮田さんはそれを実践しているのです。

調剤薬局事務には、こうした薬局の最初の

窓口という役目があります。医療関係者はもちろん、患者や薬剤師、ときにはＭＲ（医薬情報担当者）も、最初に事務スタッフに声をかけてくるので正確に受けて各所に渡さなければなりません。

蓮田さんは控え目という性格の反面、人と話すのが苦にならないタイプだったので接遇マナーに関しては非常にスムーズで早く慣れていったようです。調剤薬局事務、広い意味での医療事務職はどうしてもレセプトや会計が重要だと思われがちですが、コミュニケーション能力が必要とされる場面は少なくありません。

学生時代、医療系の専門用語に苦しんだ蓮田さんでしたが、薬局という現場では相手への共感力を活かし、業務を遂行しています。

新店異動でやる気十分

業務が身に付き、先輩に負担をかけなくてすむようになった３年目の今、大森山王店の目の前にできた新店舗「山王２丁目店」に異動になりました。こちらは調剤薬局のみで、スタッフは薬剤師と調剤薬局事務の蓮田さんの２人に任されています。

頼れる先輩もいないので、さぞかし緊張しているかと思いきや、「新しいお店なので自分と薬剤師がいかに効率よく動けるようにするか、よりよい動線を今から考えているところです。それを提案するのがとても楽しいですね」と余裕を感じさせます。

これまで学んできたことをどう活かせるかと今からワクワクしているようすに、この若い蓮田さんの成長する姿が見えてきました。

基本的には前より1時間早く帰れるようになったことで、気持ちにゆとりが出てきたようです。

いっしょに卒業した友人たちで調剤薬局に就職した人にはなぜか退職者が多いのですが、「幸い、私は先輩に恵まれ、希望していた福利厚生も思っていた通りでした。いい職場を見つけたと思っています」。育児休暇や育児時短制度が充実している会社なので、結婚後も子育てしながらも働けそうで、将来の展望が大きく開けています。

2章

医療事務の世界

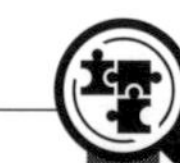

医療事務ってどんな仕事?

会計やカルテ管理などのほか患者に対応するサービス業務も

医療事務の多様な役割

病院を受診すると、まず窓口で受付をします。その後、診療室へ案内されて医師に診察してもらい、検査と診断、治療や処方を受けるまでが診療の流れです。診療が終わると患者は会計窓口で支払いをします。この受付や会計、医療保険制度にのっとった請求業務などを行うのが医療事務スタッフです。

医療事務というと事務作業が主な仕事と思われがちですが、受付や会計窓口で患者さんと向き合うサービス業務も含まれています。大きく分けると事務業務とサービス業務の2つが医療事務スタッフの基本的な仕事となりますが、さらに医師や看護師の仕事を陰でサポートする役割もあります。

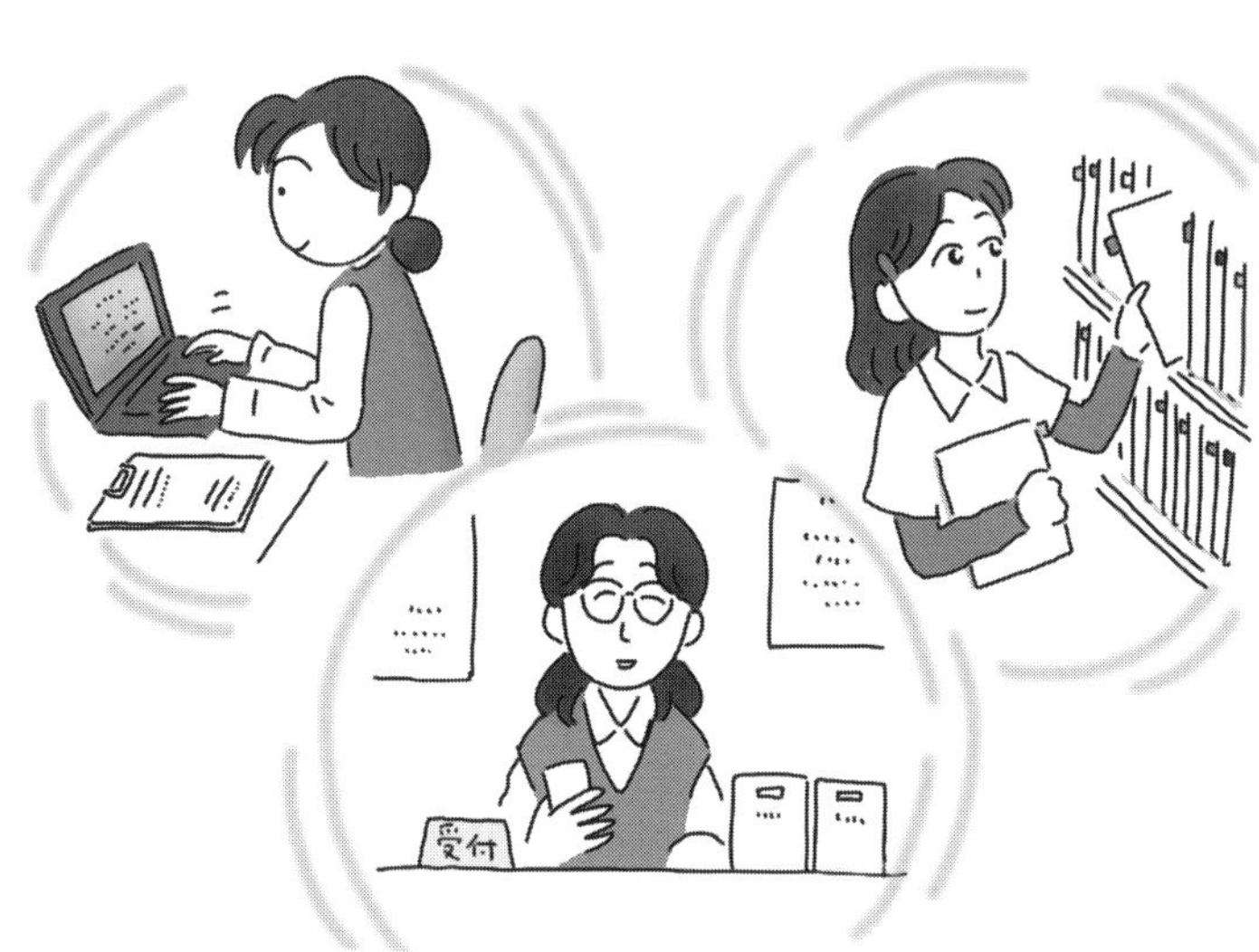

個人病院では１人で何役も果たすことになりますし、大きな病院だとそれぞれの業務を分業化しシフト管理によって、会計業務や入力作業、窓口などそれぞれの仕事に専念できるようなシステムを組んでいるところが多いようです。

診療費の計算やカルテ管理

事務業務に関しては、一般的な会社の事務職と違い医療関連の施設で働く医療事務の場合、基礎医学や医療保険制度についての知識が必要とされます。

たとえば小売業者の営業事務ならば売った商品の請求書や領収書の作成、商品の受注・発注、管理データの作成といった業務を行いますが、医療機関では、「商品」が検査や診断、治療、処方にあたります。

これらの医療行為に対して発生する診療費は診療報酬と呼ばれ、医療保険制度に従って計算しなければなりません。診察や治療などそれぞれに厚生労働省が決めた価格があるので、正しく計算するためには医学用語や保険制度についての知識が求められるのです。

この診療報酬を算出し明細書をつくるのが医療事務の仕事のひとつで、病院経営を支える要になっているといっても過言ではありません。

ほかに患者のカルテを作成し、管理する仕事もあります。カルテは毎日、診察室から医療事務へとあちこち回されるためきちんと管理し、必要な時にすぐ出せるように整理しておかなければなりません。大きな病院だとカルテ室が設置されていますし、規模の小さな診療所や病院だと受付窓口の近くに保管棚があります。

近年、電子カルテが普及しているので完全導入している医療機関ならばパソコンで管理できるため、それほど手間はかかりません。ただし現在、４００床以上の大きな病院以外、普及率は40～60パーセントのようで、まだ紙のカルテが目立ちます。また電子カルテと紙のカルテを併用している病院も少なくありません。まだまだ医療事務によるカルテ管理は必要といえるでしょう。

人と向き合うサービス職

具合の悪い患者が受診した時、最初に顔を合わせるのが受付にいる医療事務スタッフです。親切で温かみのある対応だとよい印象を与え、患者の不安感を和らげます。

受付の対応は患者の印象に残り、病院のイメージに影響を与えるものです。そのため受付や会計の窓口に立つスタッフは、「病院の顔」であることを意識してていねいな受け答えをすることが求められます。

病院は医療を提供する場なので、ある意味サービス業です。訪れた患者を気持ちよく迎え、安心させるのも役割のひとつと考えてください。

また医師や看護師と患者の橋渡しを行うほか、文書作成の補助、情報収集や整理など医療スタッフのサポートも医療事務の仕事になります。ともに働く医療スタッフ、そして患者、いずれにしても人と向き合うことが多い職場ですから、どんなときも柔軟に対応するために知識と経験を積んでいかなければなりません。

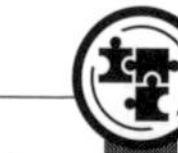

医療事務の今むかし

健康保険制度とともに生まれＩＴ化や分業化に挑む

戦国時代に始まった診療録

患者が診療を受けるとまずカルテがつくられます。ドイツ語の「カルテ」は日本語で診療録といい、患者の身体状況や病状、治療、さらに処方箋、検査や手術、看護記録まで含めて診療経過の記録を指します。この情報は治療を進める医師にとって非常に重要ですし、患者の個人情報でもあるので大切に保管しなければなりません。

日本の医療の歴史をふり返ると、はじめての診療録といわれているものを書いたのは戦国時代末期の医師、曲直瀬玄朔で、１６０７年の著作『医学天正記』に１５７６年から１６０６年までの診療記録が残っています。当時の天皇から豊臣秀吉、徳川家康、さらに庶民に至るまで、多くの患者の病状や治療経過についてくわしく書かれていて驚かされます。

その後、江戸時代に入るとさまざまな医師が診療記録と、処方のみの処方録を書き記すようになりました。世界ではじめて全身麻酔を用いたことで知られる華岡青洲も、診療の記録を江戸時代後期に残しています。

医療保険制度で専門職が必要に

明治時代に入ると医師を育てる医学校がつくられ、１８７４年に日本ではじめての医療制度「医制」が制定されました。ここでようやく処方書（処方箋）に情報を書き込むことと20年間保存することが義務づけられ、管理の必要性が出てきたのです。

それまでの医師は薬代を診療費としてもらっていたのですが、医制によって薬は薬剤師が出し、医師は技術料としてきちんと診療費をもらうことが公的に決まりました。１９０６年に「医師法」が公布されると、処方書は「帳簿」という名称に変わり10年間の保存が義務づけられました。やがて帳簿は「診療簿」と呼ばれるようになり、昭和の時代に入って１９３３年には「診療録」に変更され保存期間も5年間に縮小しました。

医療制度が整い、診療録の管理が必要になってくると医師だけでは十分に手が回らなくなり、手の空いたスタッフが手伝っていたようです。１９６１年に「国民皆保険制度」によって国民健康保険法が制定されると、保険診療にかかわる診療報酬請求の処理が忙しくなりました。そこでようやく、これらの業務を専門的に行う事務職が必要とされたのです。

これを踏まえ医療事務の専門家を教育する目的で、1969年に日本医療事務管理士協会（現㈱技能認定振興協会）が立ち上げられました。通信教育の修了生を対象にした医療事務管理士技能認定試験は、日本で最初の医療事務資格として知られています。

追って1972年に（一社）日本病院会（旧厚生労働省の所轄法人）が、2年間の通信教育による診療録管理士の養成を始めました。このときはまだ資格認定はありませんでしたが、1996年に「診療情報管理士」として認定が行われるようになりました。現在、医療事務に関連する多様な資格が数十種類もつくられていますが、いずれも民間資格です。

手書きから電子カルテへ

現在、医療事務スタッフは診療報酬請求やカルテ（診療録）管理を中心に業務を行っています。カルテはもともと医師が手書きでつくっていたので、悪筆や個性的で読みづらい字を書く医師のカルテを読み取るのはたいへんだったようです。

管理するのも紙のカルテですから場所を取りますし、新患や再診など日々訪れる患者のカルテ整理には時間がかかったでしょう。その判読しづらいカルテを読み、そろばんを使って計算をしていたのだから、昔の事務スタッフはずいぶん優秀だったと思われます。

手書きカルテはやがて電子カルテに替わり、医療事務の業務はかなり楽になってきます。実は医療現場のＩＴ（情報技術）化は50年ほど前から始まっていました。１９７０年代に診療報酬を計算してくれる日本初のレセプトコンピュータ（レセコン）が登場したことに続き、90年代には電子カルテが誕生、普及し始めました。今ではほとんどの病院や診療所がレセコンを導入しています。電子カルテの普及率はあまり伸びていませんが、これは診療所やクリニックなど規模の小さな病院だと紙のカルテでも十分なことと、慣れているからという理由が考えられます。

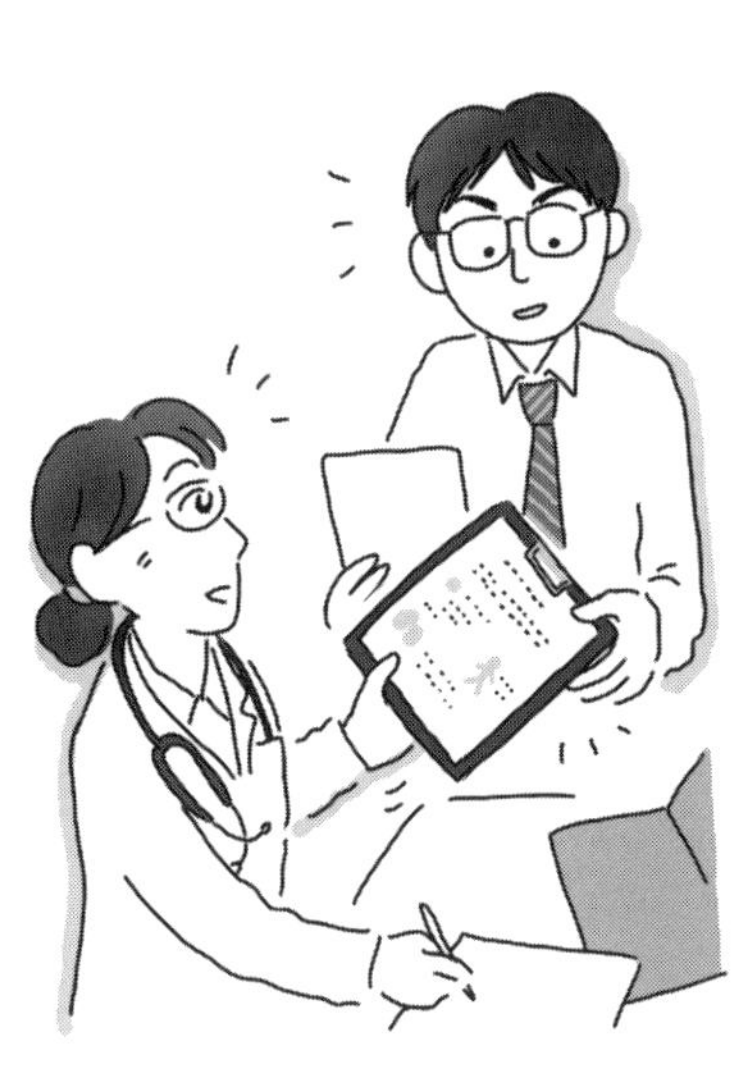

近年に生まれた医療事務という職種ですが、時代とともに業務が増えて分業化され、ＩＴ化も受け入れながら進んできました。診療報酬請求や会計業務で病院の運営を支え、医療スタッフを陰で支えるという意味でも病院を始めとする医療機関になくてはならない職種といえます。

医療事務の仕事

病院経営を支えるレセプト業務や受付、カルテ管理まで仕事の枠は幅広い

世界に誇れる医療保険制度

医療事務の仕事に大きくかかわるのが日本の医療保険制度です。事務スタッフはこの制度に従って診療報酬を計算し、請求業務を行わなければなりません。

先に、医療保険制度とはいったいどんなものなのかを説明しましょう。

日本には、病院で診療を受けた時高額な医療費に悩まなくてもすむように、国民皆保険制度というものがあります。ほとんどの国民はこの制度によって公的医療保険に加入しており、所得に合わせて毎月保険料を支払っています。

これらの保険料だけでは足りないので国や地方公共団体なども負担金を出すことで、いざという時に全員が保障を受けられるようになっているのです。この制度は国民の負担を

軽減するすぐれたシステムだと世界でも高い評価を得ています。

医療保険の運営機関

私たちは、基本的に医療費を全額支払うことはありません。医療保険に加入している被保険者は医療費の1~3割を自己負担金として支払い、残りのぶんを医療保険者が病院へ支払うという仕組みが成り立っているからです。この医療費の負担の割合は年齢や所得によって異なります。

医療保険者とは保険料を徴収し、必要なときに給付する実施機関を指しています。実施機関別に、職場で加入する被用者保険、地域住民が対象となる地域保険、75歳以上の方が入る後期高齢者医療に分けられますが、このなかにはつぎの医療保険が含まれています。

【被用者保険】

○健康保険（社会保険）

健康保険の適用がある大企業などで働く人とその扶養家族が入る「健康保険組合」と、組合がない中小企業の従業員の加入が多い「全国健康保険協会管掌健康保険（協会けんぽ）」があります。

○共済組合

国家公務員や地方公務員、教職員とその扶養家族が入ります。

○船員保険
船舶所有者を対象とした医療保険ですが、実際の船の船舶所有者ではなく船長や船員などを対象とします。

【地域保険】

○国民健康保険
企業などで働く勤労者以外の一般住民、主に農・漁業、自営業、自由業、無職の人が加入します。

【後期高齢者医療】

○後期高齢者医療制度
75歳を過ぎた人および65歳以上で障害をもつ人を対象とした制度です。

レセプトは保険診療の柱

医療事務でもっとも重要な仕事は診療報酬の請求です。患者が診療費のうち一部負担金を払い、残りを保険者が支払うことは先に説明しました。その診療報酬を請求するため、事務スタッフは医療保険制度に従って計算し、「レセプト」と呼ばれる診療報酬明細書を

図表1 医療保険の種類

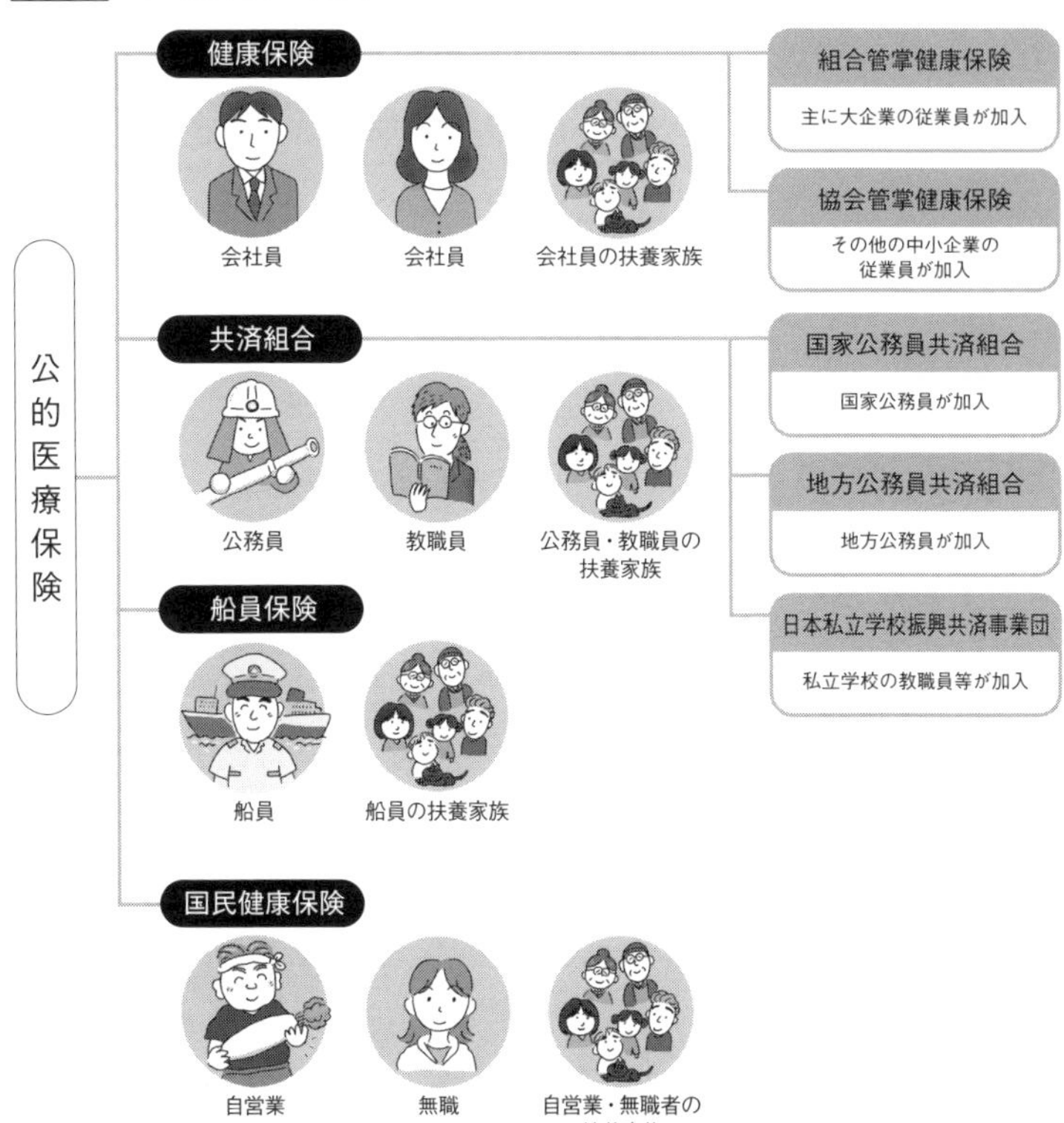

図表2 医療保険の一部負担割合

被験者・家族の状況	義務教育就学前（6歳未満）	義務教育就学後70歳未満	70歳以上	
			現役並み所得者	その他
負担割合	2割	3割	3割	2割

作成しなければなりません。

レセプトはまず審査支払機関へ送られます。この機関は、それぞれの診療行為や医薬品が適切かどうかなどをチェックし、問題がなければ請求書を各保険者へ送るという役割をもっています。診療報酬請求を受けた保険者は審査支払機関へ入金し、さらに支払機関から保険医療機関へその医療費を支払うというシステムです。

保険者が直接、医療機関へ支払うのではなく審査支払機関を通すのは、レセプトを専門家が公正にチェックし、迅速な支払いを行うために必要だからです。

保険診療の流れはつぎの通りです。
1　被保険者は毎月、保険料（掛け金）を各保険者に支払い、保険証をもらう。
2　医療機関は診療を提供し、被保険者が診療費の自己負担分を支払う。
3　医療機関はレセプトを作成し、期限までに診療報酬を審査支払機関に請求する。
4　審査支払機関は請求書を審査し、間違いがなければ保険者へ送付する。
5　請求書を確認した保険者は、請求金額を審査支払機関へ支払う。
6　審査支払機関が保険者から入った診療報酬を医療機関へ支払う。
このように医療機関は患者と保険者それぞれに診療費を請求し、2つを合わせて全額が入ることになっているのです。保険者から入る診療報酬は病院の大きな収入源ですので、

図表3 医療保険の仕組み

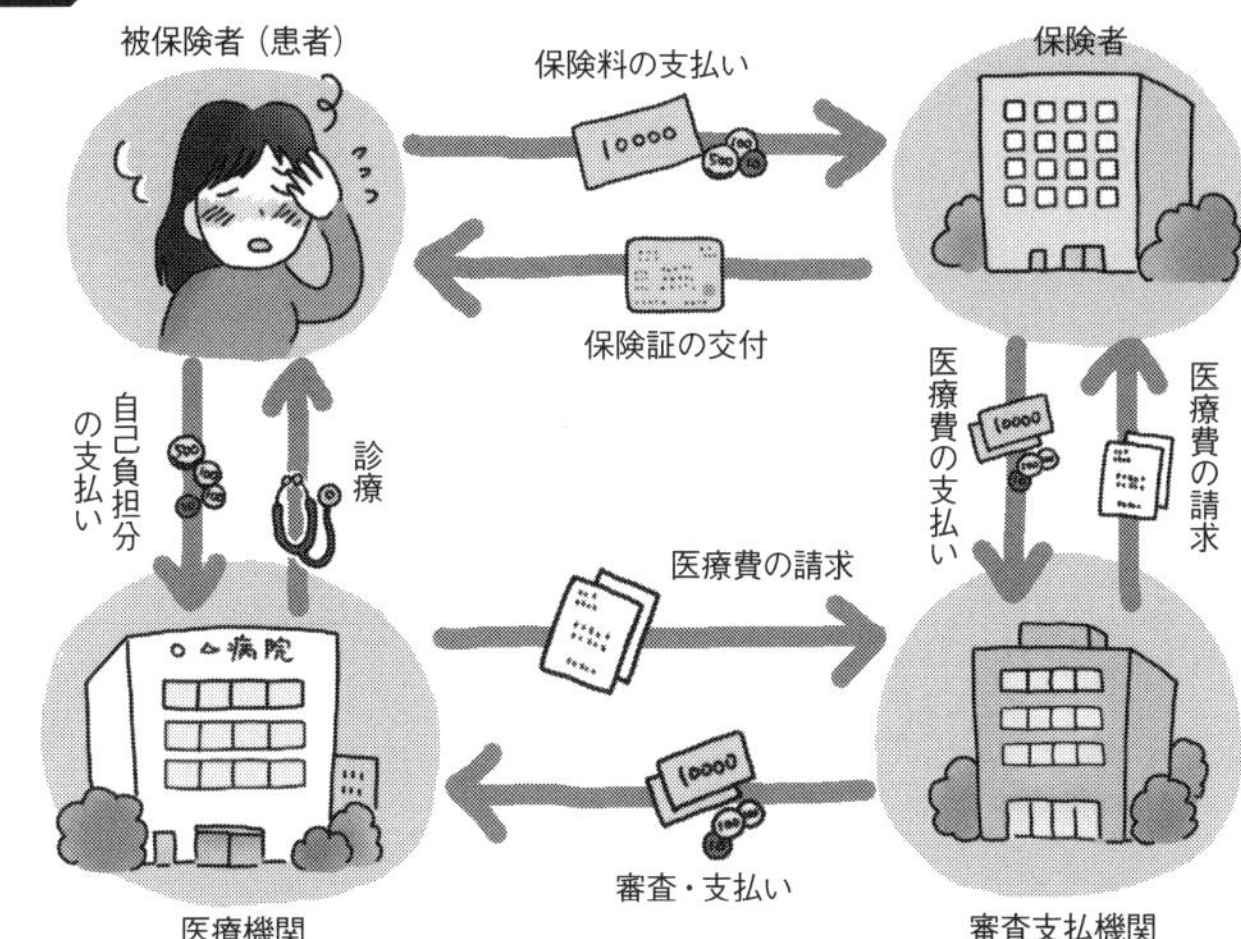

レセプト業務は責任重大な仕事だといえるでしょう。

診療費は保険点数で計算

患者への診療明細書や請求書は診療ごとにつくりますが、レセプトは月に一回、患者別にまとめて作成し、診療月の翌月10日までに提出することになっています。

一人の患者に対して、ひとつの医療機関、ひとつの保険者に1カ月1枚のレセプトをつくるのが決まりで、すべての患者のレセプトをつくらなければなりません。そのため医療事務スタッフは月末から月初めの10日間が忙しく、時間外勤務になることもあるようです。

レセプトは医師から届いたカルテを読み、そこに書かれている保険診療の内容をもとに仕上げます。診療内容にはそれぞれ点数がつけられており、1点10円で計算されます。たとえば初診で診察を受け、血液検査と尿検査、処方までをみると、初診料288点、血液検査一般21点プラス判断料＝125点、尿検査一般（判断料込み）26点、内服薬6種類以下68点（院外の処方薬局で受け取る場合）で合わせて507点、金額にすると5070円ですが、保険診療は3割なので患者の支払いは1521円になります。

以前はカルテを見ながらこれらの計算を電卓片手に行い、レセプト表に書き込んでいました。今はほとんどの病院がレセコンを導入しているので自動的に計算され、レセプト業務はかなり楽になったといえるでしょう。

レセプトはカルテを見て記入

レセプト用紙は「基礎データ」「点数欄」「概要欄」の3つに分類されていて、基礎データは上書きと呼ばれています。基礎データには患者情報や保険情報、傷病名などの項目があり、事務スタッフがカルテを見て記入していきます。

記入項目はつぎの通りです。

①　診療年月日

カルテに書かれている診療が行われた年月日を記入。

② 都道府県番号・医療機関コード
都道府県ごとに付いている2桁のコード番号と、医療機関ごとに定められた7桁のコード番号を記入。

③ 公費負担情報
医療保険の種類別に、公費負担者番号や受給者番号を記入。公費負担者とは医療費を補助する国や地方自治体を指す。

④ 保険証情報
保険証に書かれている保険者番号、保険の種類、本人あるいは家族、被保険者証の記号・番号を記入。

⑤ 患者の氏名、生年月日
カルテと一致しているかを確認しながら、患者の名前や生年月日を記入。

⑥ 特記事項
特別な人や傷病を略した記号があるので、定められたコードと略号を記入。たとえば、第三者による交通事故などで受けた負傷なら「10第三」など。

⑦ 医療機関の名称、所在地
該当する医療機関の名前、所在地を記入。ゴム印などでもよい。

⑧　傷病名

カルテに書かれた患者の傷病名。複数ある場合は、いちばん主要な傷病から順に割り当てられているコードを記入。

⑨　診察開始日、転帰・診療実日数

それぞれの傷病ごとに診療開始日を記入。診療実日数はその月に入院しているのであれば入院日数、外来ならば通院で診療を受けた日数を記入。転帰とは診療の結果で、「治癒、中止、死亡」の3項目から選んで○をつける。

⑩　診療回数、診療点数、公費分点数

その月の患者一人に対する診療回数と診療、処方などの点数を記入。公費分は別に集計。

⑪　概要欄

診療点数に追記や内訳が必要な場合、たとえば診療行為や内服薬についてなど、記載事項はすべてコード化されているので漏れがないようにコードを入力する。

このように正しいレセプトを作成するためには、日々つくられる膨大なカルテを確実に管理することが大事で、これもやはり医療事務の仕事になります。レセプトに不備があるとレセプト返戻といって審査支払機関から差し戻され、請求額を減額されることもあります。そのさいはレセプトを再確認して修正し、再請求しなければなりません。

図表4 レセプト用紙（診療報酬明細書）の見本

様式第二（二）

○診療報酬明細書 ①
（医科入院外）
令和　年　月分

都道府県番号　医療機関コード ②

1 医科	1 社・国	3 後期	1 単独	2 本外	8高外一
	2 公費	4 退職	2 2併	4 六外	
			3 3併	6 家外	0高外7

	③		
公費負担者番号①		公費負担医療の受給者番号①	
公費負担者番号②		公費負担医療の受給者番号②	

保険者番号	④	給付割合	10 9 8 / 7（ ）
被保険者証・被保険者手帳等の記号・番号	（枝番）		

氏名 ⑤	特記事項 ⑥
1男 2女　1明 2大 3昭 4平 5令　. . 生	
職務上の事由　1 職務上 2 下船後3月以内 3 通勤災害	

保険医療機関の所在地及び名称 ⑦

（　床）

傷病名 ⑧	診療開始日 ⑨	転帰	診療実日数
(1)	(1)　年　月　日	治ゆ	保険　日
(2)	(2)　年　月　日	死亡	公費①　日
(3)	(3)　年　月　日	中止	公費②　日

⑩

区分	項目			公費分点数
11 初診	時間外・休日・深夜	回	点	
12 再診	再診	×	回	
	外来管理加算	×	回	
	時間外	×	回	
	休日	×	回	
	深夜	×	回	
13 医学管理				
14 在宅	往診		回	
	夜間		回	
	深夜・緊急		回	
	在宅患者訪問診療		回	
	その他			
	薬剤			
20 投薬	21 内服 薬剤		単位	
	21 内服 調剤	×	回	
	22 屯服 薬剤		単位	
	23 外用 薬剤		単位	
	23 外用 調剤	×	回	
	25 処方	×	回	
	26 麻毒		回	
	27 調基			
30 注射	31 皮下筋肉内		回	
	32 静脈内		回	
	33 その他		回	
40 処置			回	
	薬剤			
50 手術麻酔			回	
	薬剤			
60 検査病理			回	
	薬剤			
70 画像診断			回	
	薬剤			
80 その他	処方箋		回	
	薬剤			

⑪

療養の給付	請求　点	※決定　点	一部負担金額　円			
保険			減額 割（円）免除・支払猶予			
公費①	点	※　点	円			
公費②	点	※　点	円	※高額療養費　円	※公費負担点数　点	※公費負担点数　点

備考 1. この用紙は、A列4番とすること。
2. ※印の欄は、記入しないこと。

○全額自己負担の自由診療とは

医療機関には保険診療のほかに、患者が医療費を全額負担する「自由診療」があります。これは公的医療保険が適用されない特殊な検査や治療法などが対象となるので、どうしても高額になります。たとえば、歯科インプラントや美容整形、視力矯正手術、人間ドック、一部のがん治療などはよく知られている自由診療です。

乳がんで全摘術を受けた患者への乳房再建術は2013年に、また人工授精などの一般的な不妊治療は2022年に保険適用されることとなり、高額医療費に悩んでいた多くの患者を安心させました。このように自由診療とされているものも、安全性や有効性が認められると公的医療保険の対象となることがあります。

受付や会計業務には気配りを

窓口での受付や会計業務は病院の顔でもあるので、ていねいな応対が必要です。受付にいるとさまざまな患者を迎えることになります。受診するのは健康を害している人なので、不安やイライラを募らせていたりするものです。病状が悪く今すぐ診てもらいたい人、保険証を忘れた人、理不尽なクレームをつけてくる人など、時には対応しづらいケースもみられますが、その時々で柔軟な対応を心がけなければなりません。

そういう意味では、神経をつかう場面もありますが、どんな状況でも落ち着いて対処し、誠実さと笑顔を忘れないことが大切です。

初診受付の場合は、まず問診票に受診の理由や症状などを書いてもらいます。つぎに患者から保険証を預かって確認し、診察券やカルテを発行します。その後、各診療科へカルテなどを搬送しますが、患者本人にもっていってもらう場合もあるなど、受付のシステムは病院によって異なります。

初診の患者の場合には体調を観察して、調子が悪いようならば看護師に伝えるなど気を配ります。大きい病院では、診療システムの説明や診療科への道案内も必要になることがあります。

外来と病棟のクラーク

クラーク業務は事務と同じような内容ですが、外来クラークと病棟クラークに分けられます。単にクラークや医療クラークとひとくくりに呼ぶ病院もあるので、それぞれの医療機関の規模やシステムによると考えてください。

外来クラークは総合受付とほぼ同じ役割で、各診療科の受付に立ち、問診票やカルテの準備、診察室や検査への案内など、外来診療に必要な受付業務を行います。

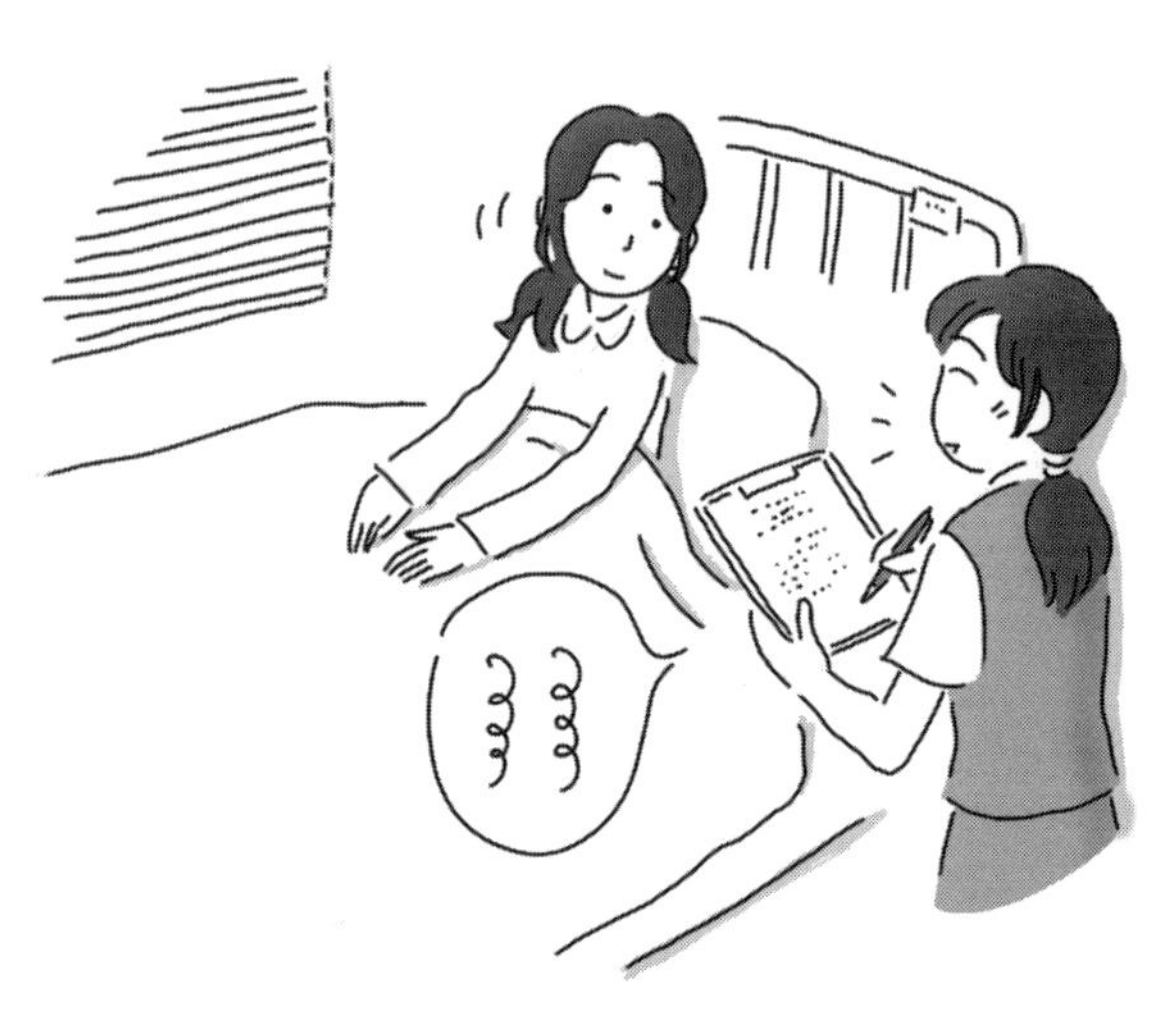

病棟クラークはナースステーションに常駐して、入退院に必要な書類の受け渡しと手続き、説明などを行います。またカルテや投薬用の医薬品、食事などの管理、患者と医師や看護師とのあいだをつなぎ、必要な情報を提供するなど重要な役割をもっています。

特に手術の予定がある場合はスケジュールの確認と管理、面会者の対応や案内もあり、病院によっては医療器具の準備を任されることもあるようです。

医師をサポートする医療秘書

医療事務の業務は多様にありますが、なかには医師や看護師の事務作業をサポートする業務も含まれ、医療秘書や医療クラーク、医療事務補助作業者などと呼ばれています。

医療秘書の仕事内容は病棟クラークと似たものもありますが、基本的には医師・看護師が行う専門的な事務作業の代行になります。医師は診断書や処方箋など文書をつくる業務も多いので、これらの負担を軽くするため、通常の医療事務業務とは分けて医療秘書という担当をつくっている病院もあるようです。

医療秘書は医師のそばで診療に立ち会い、診療記録や検査、処方などを記入していき、カルテ、診断書、処方箋、紹介状なども作成します。医療秘書がいれば医師が診療しながら記入する必要はなく、患者も安心して診察を受けることができます。

また医師が参加する学会の準備や情報収集、整理など、専門的な分野の補助作業もあります。ほかに行政に届ける必要がある文書で、医療の安全管理のためのレポートや感染症対策にかかわる情報や分析結果などの報告書も作成しなければなりません。

もちろん医師や看護師の細かい指示の元に行いますので、間違いのないよう内容を把握し正確に作成することが求められます。

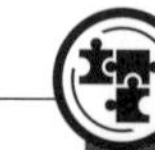

医療事務が必要とされる職場

医療や薬がかかわる場なら病院以外でも幅広く活躍できる

病院・クリニック・歯科医院で働く

医療事務として働く場所は病院だけだと思われがちですが、ほかにも働く場所はいろいろあります。基本的に診療報酬や調剤報酬、介護報酬などが発生する職場には医療事務が必要となるので、就職活動の範囲は狭くはありません。

まず医療機関には病院と診療所・クリニック、歯科医院があります。病院と診療所は病床数（ベッドの数）が異なり、20床以上をもつ施設なら「病院」、19床以下あるいは病床がない施設は「診療所・クリニック」に分類されています。

大学病院や総合病院の場合、病床数が１０００床を超える病院もあり、事務スタッフの仕事は細かく分業化されていることが多いようです。

大学病院など規模の大きな病院はＩＴ化が進んでいて、レセコンに電子カルテも導入しているところが多く、会計業務などは簡便化されているといえます。最近では業務委託による派遣社員が増えているため、直接雇用の募集はあまり多くはありません。知識や経験を必要とされるので、関連の資格は複数もっていたほうが有利でしょう。

診療所やクリニックは機器類に費用がかかるため導入が遅れがちで、手書きのカルテなどアナログな業務が残っているところもあります。規模が小さいと分業制にはなっておらず、一人で業務をこなすので全体を把握しやすい面はあります。募集件数が多いので近隣など交通の便のよいところを見つけることができるかもしれません。

歯科医院は医科と異なる歯科診療報酬の計算があり、自費診療も多いので独自の事務業務を必要とされます。さらに歯科医師や歯科衛生士の手伝い、また歯科助手としての診療サポートを任されることもあるので、歯科医療事務として分けられています。しかし、一般的な医療事務の資格なり経験があれば、すぐに覚えられる業務ですし個人医院が多いためアットホームな感覚で働ける職場と出会うこともできるでしょう。

調剤薬局で働く

調剤薬局には保険診療のなかに調剤報酬の項目がありますから、やはり医療事務スタッフは必要です。調剤とは処方箋に基づいて薬をそろえ、患者に渡すことを指します。以前は「院内処方」といって医療機関に薬局があり、病院で薬を受け取ることができました。ところが厚生労働省が推し進める医薬分業（医師が薬の処方を行い、薬剤師が調剤すること）が浸透し、現在では病院が患者に処方箋を渡し、調剤薬局で薬を購入する方法が一般的となっています。

そのため調剤薬局は年々増えており、近ごろではドラッグストアに調剤室が設置される形態や大手薬局のフランチャイズチェーン展開など市場を拡大しています。必然的に人員が必要とされ、薬剤師はもちろん、事務職員の募集も増えています。

調剤薬局でもレセプト業務は重要ですが、店舗ですので患者というお客さんへの接客サービスが求められます。患者から受け取った処方箋を薬剤師に渡して調剤してもらい、患者に薬を渡して会計するというサービス業としての業務が中心になります。

新患の場合は病院と同じく問診票に名前や住所などのほか、病歴や飲んでいる薬について書いてもらい、薬歴簿や調剤録をつくります。時には薬剤師の指示に従って薬をそろえ、医薬品の整理や検品を任されることもありますが、職場によって異なります。

介護施設で働く

医療事務という大きな枠のなかには介護事務の資格も含まれています。介護事務はその名の通り、介護関連の施設に必要とされる仕事です。働ける場所は特別養護老人ホームや介護老人保健施設、有料老人ホーム、療養型医療機関、デイサービス、ショートステイ、グループホームのほか、訪問介護事業所にも仕事はあります。

介護施設には介護給付費明細書（レセプト）を作成する介護報酬請求業務がありますから、介護保険制度についての知識が求められます。来客も多いので窓口業務、電話応対も欠かせませんし、備品の発注や施設整備も任されます。たとえばエアコンの調子が悪い時は事務スタッフが業者に修理依頼をするなどです。ほかにスタッフの労務管理もあります。

介護施設は慢性的に人手不足の状況なので、事務というデスクワークのみに専念できる施設は少ないかもしれません。時にはケアマネジャーのサポートをするほか、介護現場で介護補助を頼まれるケースもみられます。介護事業所の場合は、規模の小さなところが多いので事務業務から雑務まで一人で任されることが多いようです。

介護施設は形態がさまざまですので、働き方もおのおので異なると考えてください。

訪問看護ステーションで働く

訪問看護は、在宅で療養する患者の家を訪問し、その人の病気や障害に応じて看護やケアを行う看護サービスを指します。

訪問看護ステーションとは、その看護やケアを行う看護師や保健師、助産師などが所属する事業所のことです。理学療法士や言語聴覚士、作業療法士などが所属する事業所では看護師の代わりにリハビリテーションを行う場合もあります。

訪問看護ステーションでは医療報酬と介護報酬の請求業務があるので、医療事務スタッフが必要とされます。また訪問スタッフのサポートとして看護ケアの報告書やスケジュール管理、ケアプランの計画書作成、カルテの整理なども行わなければなりません。

さらに医師や医療関係者と連携して患者の情報を共有し、必要な医療措置や看護の指示をもらう業務もあります。事業所は比較的少人数で構成されていて、事務スタッフも一人というところが多いようです。自分一人でこつこつと作業するのが得意な人には向いているといえそうです。

健診センターで働く

病気を未然に防ぐため、また早期発見のための健康診断や検査を行うのが健診センターです。医療事務スタッフの仕事は電話やウェブサイトによる予約受付、変更やキャンセル時などのスケジュール調整、集団健診などに必要な検診表、検査容器などの発送も事務スタッフの仕事です。もちろん、レセプト作成や請求業務、会計受付と入力作業もあります。

また会社や学校の集団健診時には事務スタッフも現場に出張し、会場での受付や入力作業を行いますし、受診者のデータや検査項目の確認なども必要とされます。

派遣契約や業務委託契約

近ごろ、大学病院や総合病院といった大規模な病院では、医療事務スタッフを派遣社員や業務委託契約にしているところが増えています。派遣社員とは派遣会社と雇用契約を結び、人材を必要としている会社や施設に出向いて仕事をします。給与は派遣会社から支払われます。契約によって数カ月ごとに更新したりしますが、いくら気に入った職場でも労働者派遣法によって3年以上勤めることはできません。

業務委託は業務そのものを代行業者や個人に委託することで、たとえば請求業務をいつまでに仕上げてほしい、という依頼の仕方になります。依頼された人は業務が期限内にできればいいので勤務時間や働く場所は自由なことが多いです。

ミニドキュメント 1 クリニックの医療事務

聞くチカラを活かして行う医療接遇に大きな充実感も

東京メディカルクリニック
荻野朝子さん

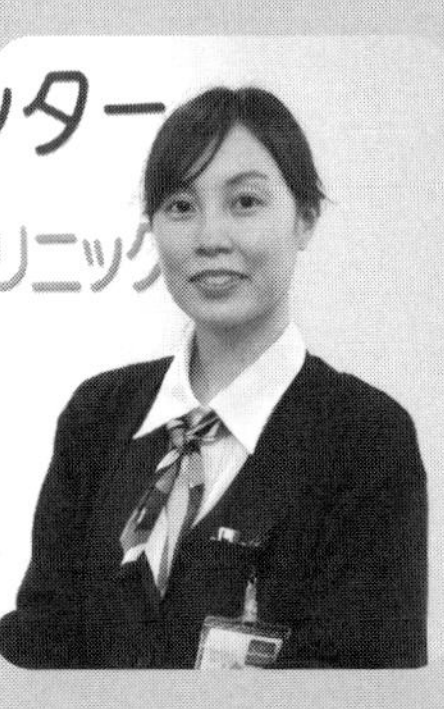

カウンセラーをあきらめて

「心理学に興味があって、心理カウンセラーをめざしていました」とほがらかに話すのは東京メディカルクリニックに勤める荻野朝子さん。このクリニックは高度医療機器を備えた健診センターに内科クリニックが併設された東京都北区の病院です。

荻野さんはクリニック側の医事課で係長の役職をもつ9年目の医療事務スタッフ。人当たりのよさで定評があるのも人と交流するのが好き、という社交性の賜物でしょう。

心理カウンセラーをめざしたのもその一環で、人間をもっと知りたい、誰かの助けになりたいという気持ちからでした。そのため4年制大学で心理学科を選択したのですが、カウンセラーになるには大学院を卒業する必要がありました。

「でも大学院に進む勉強がかなり難しかったので、途中で挫折したんです」

カウンセラーをあきらめた荻野さんは卒業後、雑貨問屋の会社へ就職しました。しかし扱う商品が雑貨なので搬入や品出しなどがたいへんだったことや、客商売で立ちっぱなしというのも体力的に厳しく3年で退職してしまいました。

週一回の通学と独学で学ぶ

体力が続かなくて退職したため、つぎの仕事は事務職に決めていました。ところが一般事務で探してみると新卒などの若い人しか採用されないほか、給料もあまり高くないことがわかり、もっと専門性のある仕事がよいのではと考えるように。

そこでひらめいたのが「医療事務」でした。母親が看護師だったこともあり、病院勤務には抵抗を感じませんでした。ただやはり無資格では正社員採用が難しく、資格を取ることを決意。通信教育では挫折しそうだったので、週に1回通学してあとは独学というシステムの学校を選びました。

同時に、医療事務の契約社員として採用してくれた病院があり、そこで働きながら実践を学ぶことになったのです。仕事は先輩に教わり、受付と保険証の確認、会計などを務めました。この時の患者対応などはのちのち、学びになったといいます。

学校は資格取得までスピーディーだったため、約9カ月で講座修了しましたが、その間に「診療報酬請求事務能力認定試験」「医科2級医療事務実務能力認定試験」「医師事務作業補助者実務能力認定試験」「医療事務OA実務能力認定試験」「電子カルテオペレーション実務能力認定試験」「2級医療秘書実務能力認定試験」の6つの資格を無事に取得できました。講座修了後はこれらの資格を武器に、正社員をめざして就職活動を再開しました。

「資格を取ってから受かりやすくなって、おもしろいように採用通知がきましたね」と荻野さん。回り道をして得た資格でしたが、手に職をもつことの強みを実感したといいます。

契約社員で経験を積み、転職へ

就活中に、トライアル試験を導入している病院がありました。1日のみ中で働いておたがいに合うかどうかを試すシステムです。そのテスト勤務を試してみて、病院全体と先輩たちの雰囲気がとても肌になじみ気持ちよく働けると確信できたのが、現在勤めている東京メディカルクリニックでした。

やっと望んでいた仕事と職場が見つかりホッとした荻野さんでしたが、まだ前職の契約が残っていたのですぐには辞められず、病院と相談してしばらくはダブルワークで勤務したそう。月曜から金曜まで前の病院に行き、土日の片方だけ東京メディカルクリニックへ。契約が終了する直前の約2カ月間はそうして働きましたが、疲れなかったのかと聞くと、「それがぜんぜんきつくなかったんです。若かったからでしょうか」と笑顔を見せてくれました。

2014年1月、正社員として東京メディカルクリニックに正式に採用され、現在に至

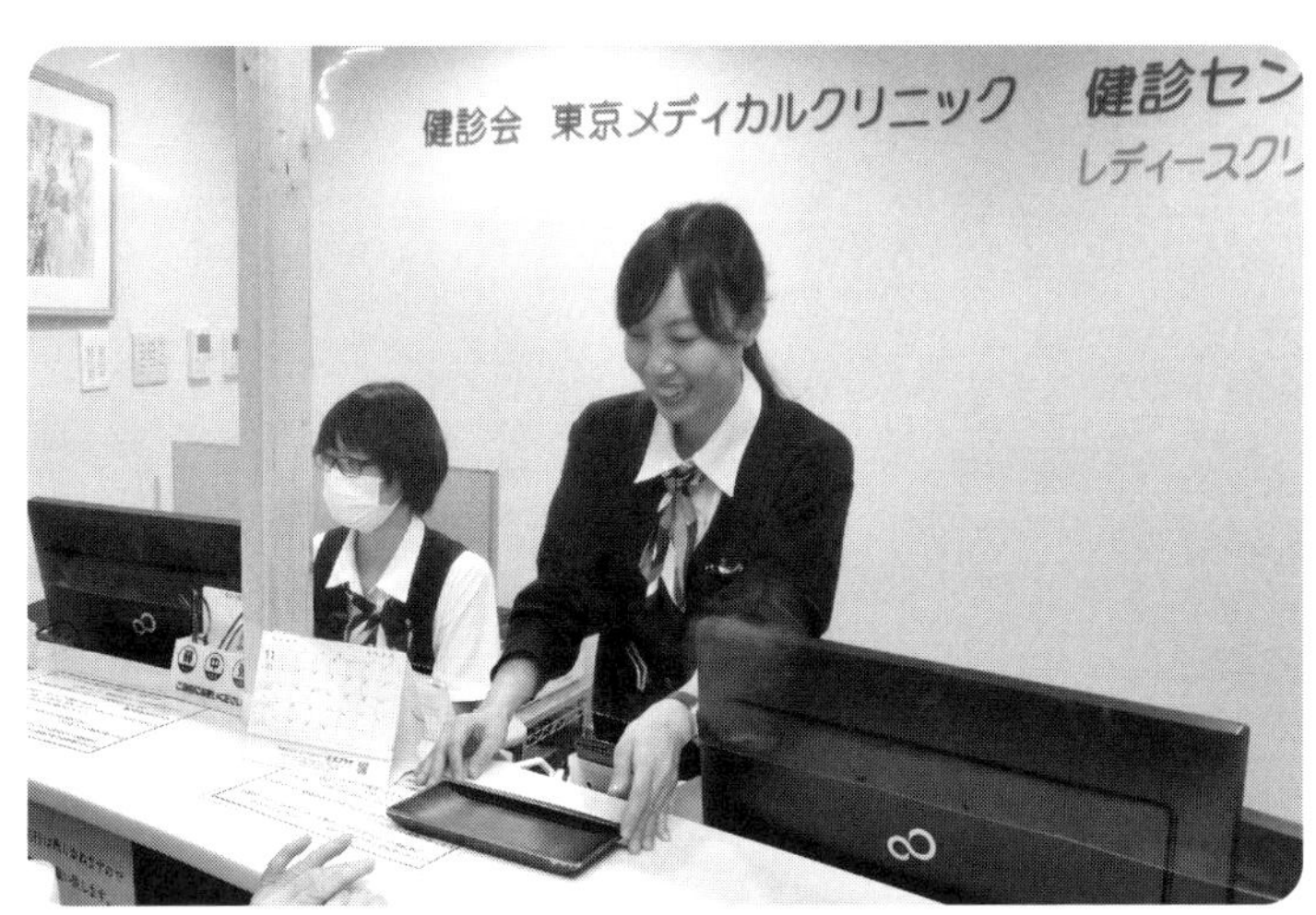

心理カウンセラーをめざしていた荻野さん。受付での応対では「聞くチカラ」を意識している

ります。資格もないのに契約社員として採用してくれた前の病院のことはとても感謝しています。経験を積んでいたおかげで、現場に入ってもさほど戸惑わずにすんだからです。

カルテの読み取りが重要

入職して最初に与えられた業務は外来受付と会計でした。学校ではこれらの基本業務について学んでいたし、前職でも少し経験があったのでさほど心配はしていませんでした。でも実際、正規職員として中に入ると甘い考えだったことに気付かされました。

ただ受付をして会計をするだけなら簡単ですが、日々訪れる患者をスムーズに受け入れ、会計していくには効率よく業務を遂行していく必要があります。会計の前にレセプトをつくりますが、そのさいに入力ミスがないか、また病名と検査、治療に整合性がとれているかのチェックも同時に行わなければなりません。

確認用のテキストブックは備えられていますが、いちいち見ていると患者を待たせて長い列ができてしまいます。迅速に処理していくためには、病気や検査、治療について最低限の知識が必要なのです。

「出されている薬を見ると何の病気なのかわかりますし、どういう採血をしているかでどんな検査の流れなのかも予想がつくんです。学校で学んだこと以上にもっと多くのことを覚えていかないと、現場では通用しないのだと実感しました」と神妙に語る荻野さん。

病気にはいろいろな種類がありますし、多種多様な薬があります。すべての病気を覚えるのは難しくても、よく扱う病気については細部まで知っておくと業務に支障を来しにくくなります。

またカルテの読み解きにも神経をつかいます。先生によって書き方に個性があり、くわしく書く先生、要点を簡単に書く先生などさまざまです。電子カルテなので文字は読めるのですが書き方に違いがあるので、新人のころは読み取りに時間がかかったといいます。

最初のころは知らない薬がたくさんあり、混乱することもありました。そのたびにレセプトや薬のテキストで確認していましたが、何度かやっているうちに覚えて、今ではほとんどが頭に入っています。

2年ごとにくる診療報酬改定のさいはスタッフみんなで勉強したり、コロナ禍前は簡単な勉強会を開いたりしていました。コロナ関連で増えた項目もあり、ここ2年ほどは覚え

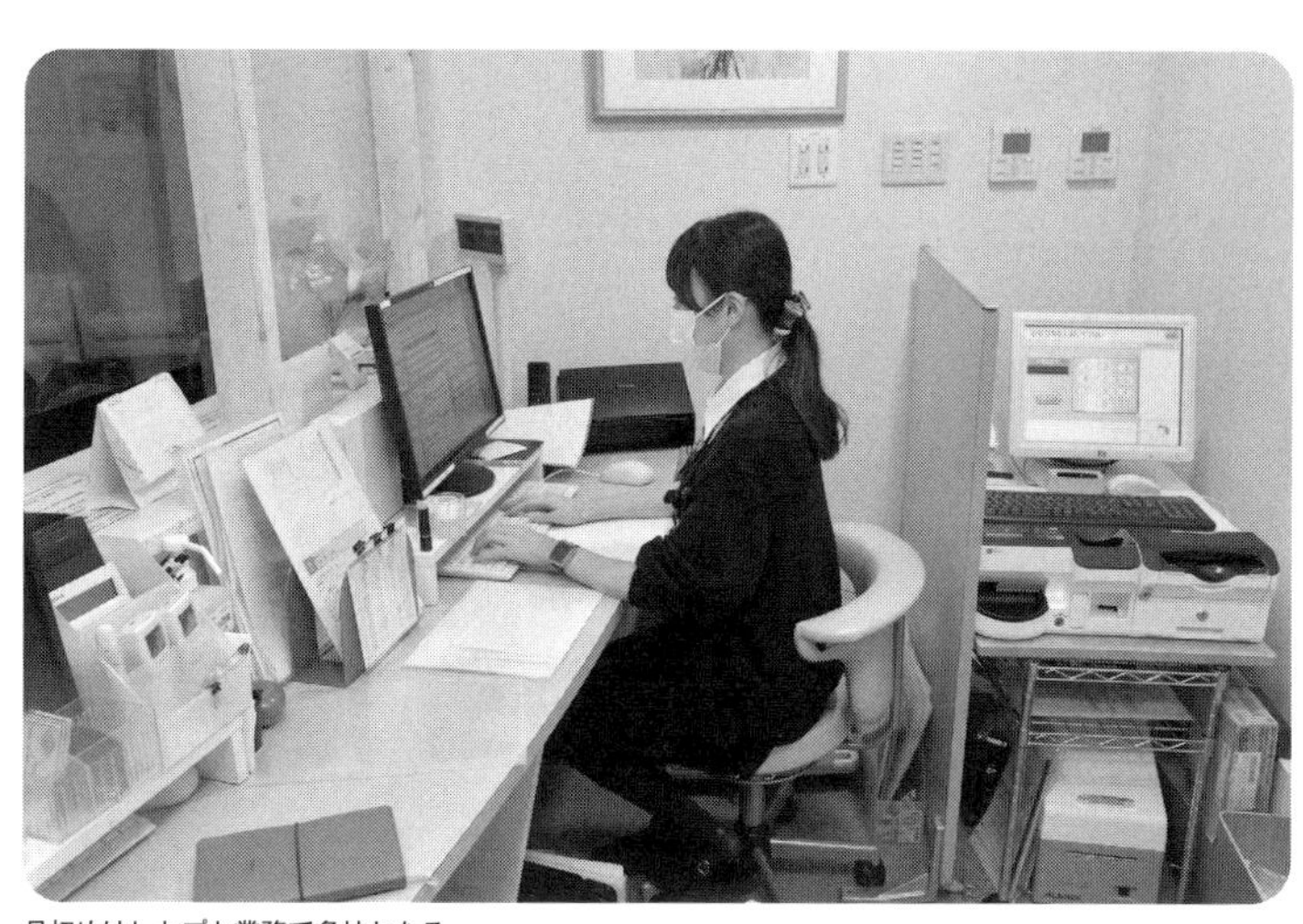

月初めはレセプト業務で多忙となる

ることが増えました。医療は日進月歩といいますが、事務にも同じことがいえるようです。新人のころは戸惑いもありましたが、今ではカルテをひと目見ればパッとわかるので会計や受付が滞ることもなくなったと9年目の余裕をチラリと覗かせる荻野さん。

一歩ずつキャリアアップを

丸1年間、受付と会計業務に専念し、慣れてきたころから少しずつ区民健診の事務作業や請求業務を任されるなど仕事が増えていきます。東京メディカルクリニックでは、このように慣れてもらいながら少しずつ業務を増やし、役割やその職員にできることを追加して成長をうながすシステムです。

気付かないうちに一歩ずつキャリアアップを果たしていく仕組みは、気負わずに能力を活かせるので荻野さんの性に合っていて、そこにも働きやすさを感じています。

季節になるとインフルエンザワクチン接種の予約管理を行うため、医師や看護師、事務長と打ち合わせして時間調整するなど、周囲との連携業務も重要となります。

月初にはレセプト点検業務でかなり多忙になりますが、スタッフ同士の持ち回りで仕事を分けて進めます。医事課全体で協力体制を整えていくことがあるせいか、日常的にみんなと温かい関係性ができていることも長く働き続けたくなる要因のひとつだったようです。

接遇は聞くチカラを意識して

当初からずっと気を付けているのが医療接遇に関することです。受付に訪れる人は千差万別です。年齢や性別、立場などみんな違いますから、それぞれの人を見極め適切に対応しなければなりません。

高齢の方にはゆっくりと大きめの声で話しかけますし、仕事の途中で寄った感じの急いでいるビジネスマンと落ち着いているシニア世代の方では対応を変えています。

なかには医師が説明したことをきちんと理解できず、まったく違う解釈をしてしまう患者もいます。それが闘病中の生活面や食事の注意だと健康にかかわりますので、荻野さんたちがそこで砦となり、間違って理解しているのでは？　と投げかけることも少なくないそうです。「先日もそんな患者さんに1時間くらいかけて説明しました」と荻野さん。

患者のなかには、話を聞いてほしいと一方的に話し続ける人が少なからずいるそうです。荻野さんはそういう人の話を否定せず、黙っ

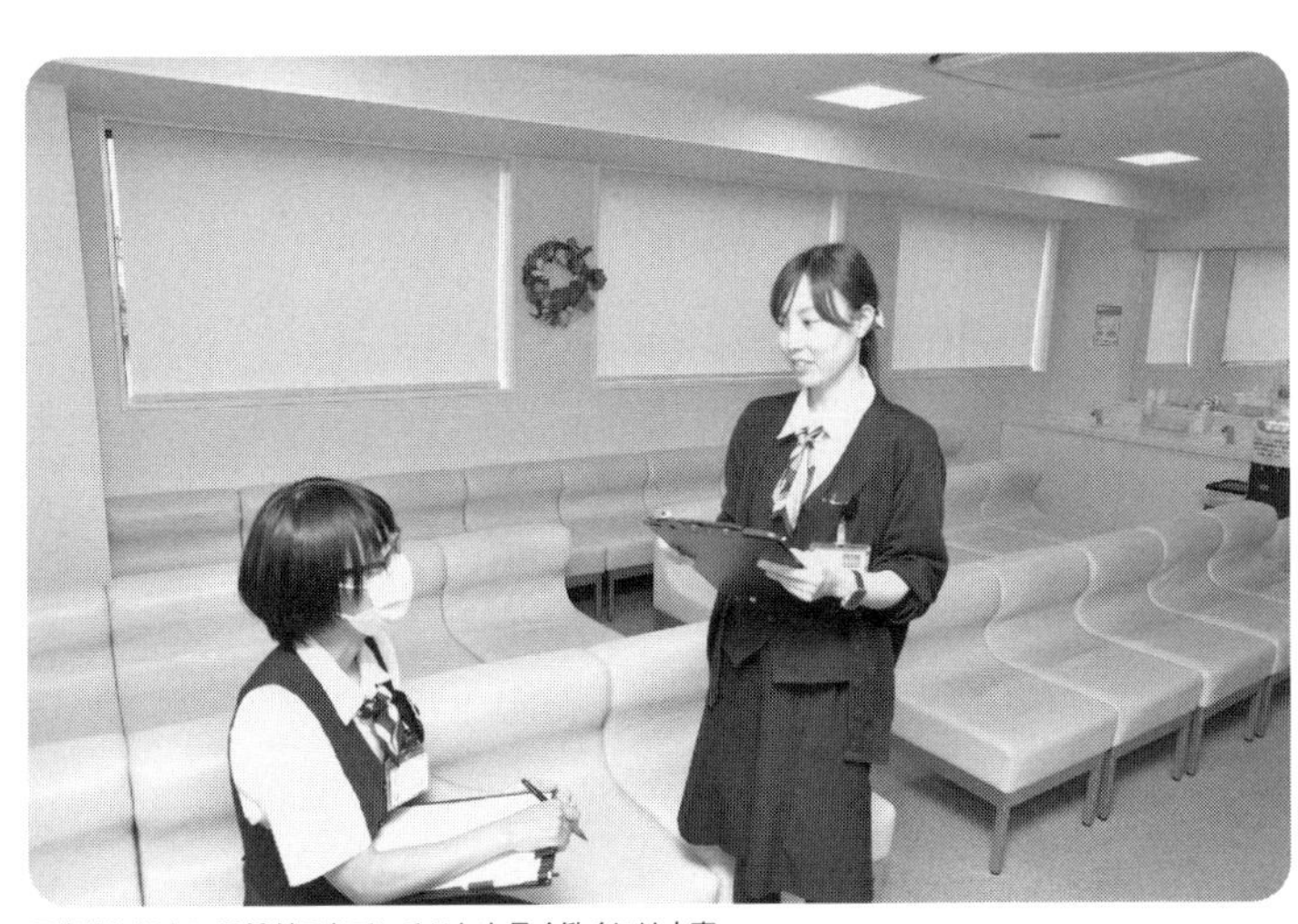

日常的に温かい関係ができていることも長く働くには大事

て聞き相槌を打つという対応を心がけています。そこで否定的なことを言ったりすると、ヒートアップしてさらに長引くからです。

業務は滞りますが、その方法がもっともスムーズに済む対処法だといいます。こうした忍耐力のいる「聞くチカラ」をもっているのも、心理カウンセラーをめざし、大学で心理学を学んでいた過去が今に活かされているのでしょう。

途中で挫折したとはいいながら、こんなところでカウンセラーの役割をもつ仕事ができているのは、彼女がめざした夢に導かれたのかもしれません。

患者とのやりとりに充実感

体力をあまり使わず、静かに座ってできる医療事務という仕事を選んだ荻野さんでしたが、「こんなにしゃべる仕事とは思いませんでした」と笑います。

ただの事務作業ではなく、人の心に寄り添う業務も意外と多いのが医療事務という仕事。特に受付や会計では患者に対峙することが多いため、訴えてくる話を誠実に聞き、相手を落ち着かせて適切に対処しなければなりません。簡単なようですが、どんな人か、ほんとうに訴えたいことは何か、など観察しながら聞くのはなかなか容易にはできません。

荻野さんはそれを上手にこなし、個性的な患者にも対応しています。その結果、納得してもらい、「ありがとう」という言葉を引き出せた時、すばらしい充実感を味わうといいます。

なかには突然怒り出す人もいますが、病院というところなのでどこか具合が悪い、体が痛いという不具合をかかえていると他人にぶつけたくなることもあるようです。荻野さんはそういう人の内面を見極め、気持ちの波を静めることを試みたりしているのです。

後輩を育てる管理職として

手探りで一つひとつ仕事を覚えてきましたが、係長という役職をもつスタッフとしてこれからは後輩を育てることにも力を入れるようにしています。ただし、先回りして何でも教えるのではなく、口出ししすぎないことを念頭においているようです。

「つい口出ししたくなるのですが、そうすると自主性を奪うかもしれません。ですので、困った時にすぐアドバイスできるよう見守りながら教えています。もちろんわからないことはいつでも聞いてほしいというスタンスです」

実は、自身もまだまだ学ぶことが多いといいます。向上心旺盛なタイプと自己分析しているように、今後はさらに算定の内容などあらためて勉強し直したいとも思っています。特に新人に教えていると、ほんとうにこれでいいのかと不安になることもあるので、もっと自信をつけるためにも勉強に力を入れたいのです。

医療事務をめざす人には、事務能力はもちろん必要ですが、コミュニケーション能力が意外にも仕事の要になるということを念頭においてほしい、と締めくくりました。

ミニドキュメント 2 訪問看護ステーションの医療事務

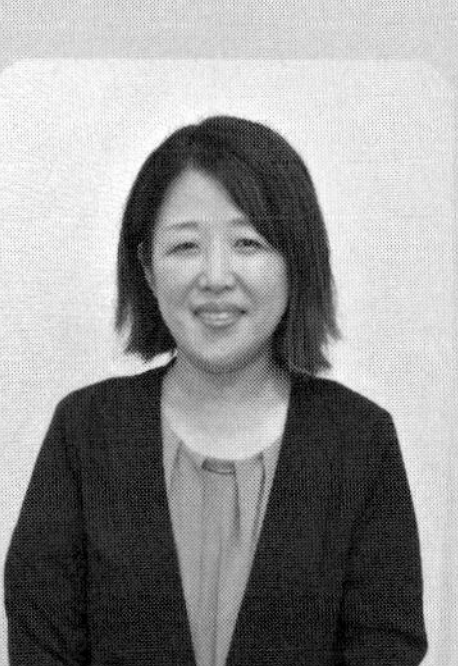

子育て中に資格取得し看護や介護の現場を応援

公益社団法人中央区医師会 訪問看護ステーションあかし
宮澤恵美子さん

専業主婦からの転身

東京都中央区築地のそばに、中央区医師会が運営する「訪問看護ステーションあかし」があります。訪問看護とは、病気や障害をかかえる人の在宅療養を支える看護サービスのひとつです。具体的には医師の指示書に従って看護師がそれぞれの家を訪問し、血圧や脈拍のチェック、薬の管理など必要な看護を行っています。

訪問看護ステーションはそうした看護ケアを行う看護師やリハビリを行う理学療法士などが所属する事業所で、医療機関と利用者を結ぶ大切な役割をもっている拠点です。

ここに勤めて19年目の宮澤恵美子さんは、専業主婦から一念発起して医療事務スタッフに転身した人です。高校で簿記、珠算ともに検定試験で2級を取得し、卒業後は地元の会社に一般事務で入職しました。27歳で結婚退職し、妊娠、出産を経て丸2年、子育て中心の生活のなかで、「毎日、子どもと一対一の生活が続いていたので、少し社会とふれあいたくなりました」と就職活動を開始し、同時に保育園へも申し込みました。

時代を読み介護業界に注目

就活中、老人福祉施設の医療・介護請求を代行する会社が介護事務のパートを募集しており、未経験でしたが応募しました。実は一般事務で勤めていたころ、書類のコピーと文書作成、電話応対がメインで、簿記の知識も必要なく、あまりやりがいを感じられませんでした。さらに当時の世情から今後は介護の時代に突入するのではと思い、介護事務を選んだといいます。

無事に採用されましたが、慣れない介護事務だったこともあり、当初は簡単な入力作業ばかりで一般事務のころとあまり変わりませんでした。そんななか、介護事務も含めた医療事務という資格があることを知りました。

そこで、いずれは常勤で働きたいという気持ちもあり、一歩前進するために思いきって資格取得ができる専門学校で通学講座を受講し、基礎知識からしっかり学んだそうです。家事と子育てと仕事に追われながら、週に3回は学校に通うバイタリティーに宮澤さん本人は、「20代という若さがあったからできたことです」とあっさり。

家族も協力的だったので何とか乗り越えてこられたといいます。必死で勉強し3カ月ほどでメディカルクラーク2級、歯科医療事務管理士の2つを取得し、卒業しました。メディカルクラークの資格は一般的な病院に勤められ、歯科医療事務管理士は歯科医院専門なので、2つの資格をもっていればどの医療分野にも通用します。この業界に根を下ろして生きていこうという宮澤さんの覚悟の一端が読み取れる資格ともいえます。

訪問看護ステーションで再出発

医療事務の資格を活かせる介護事務の職を探したさいに、常勤職員として採用されたのが現在の「訪問看護ステーションあかし」でした。この事業所は中央区医師会が運営しているため、宮澤さんにとって安定しているという安心感が大きかったようです。

医療事務の資格を取得したばかりでしたが、ほかの応募者たちはほとんど介護保険証を見たことがないような人が多かったので、介護事務として勤めていた経験がある宮澤さんは有利でした。通勤は前より少し遠くなったものの定時に帰れますし、常勤となり張り切ったそうです。

訪問看護ステーションあかしは、訪問看護事業と居宅介護支援事業の2つの事業を運営しており、それぞれの介護事務を行うことになります。医療保険請求と介護保険請求の双方を組み合わせるなど、業務全体を把握するのは意外とたいへんだったといいます。

退職者があり、その後任としての入職なので、事務は自分一人です。「責任重大で不安でしたが、自分が主となって仕事を進めていけるのでやるしかないと前向きにひたすらがんばりました」と宮澤さん。

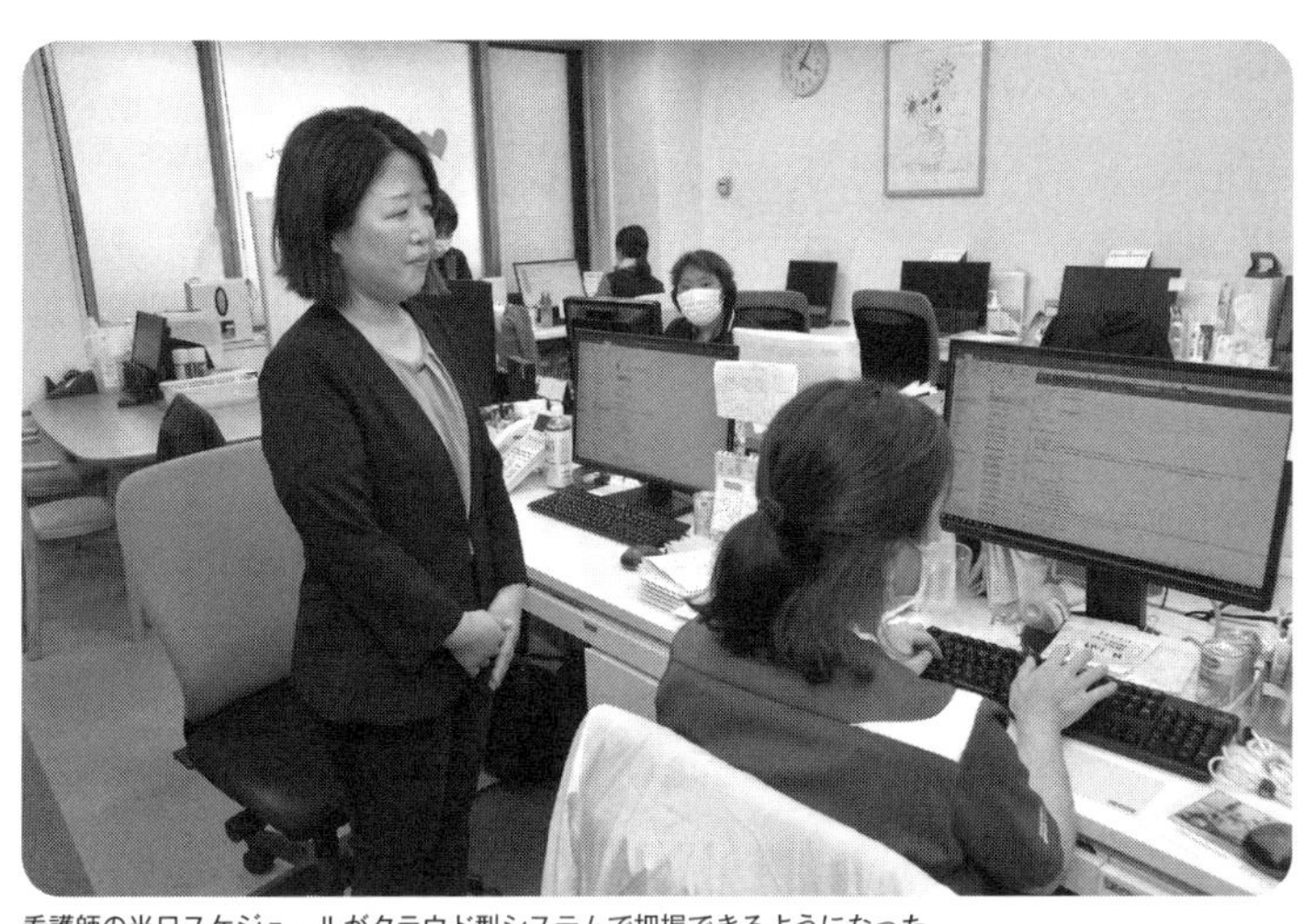
看護師の当日スケジュールがクラウド型システムで把握できるようになった

急な予定変更にも対応

事業所には現在、訪問看護師とケアプランの作成をするケアマネジャーが常勤しています。朝、出勤して全員そろったところでミーティングし、仕事のすり合わせを行います。その後、宮澤さんはメールやファクスの確認と対応、また当日の看護師の訪問スケジュールを把握しなければなりません。

「利用者さまは高齢者が多いので、毎日のように突発事項が発生します。体の調子が悪いので予定にないが訪問に来てほしい、急遽病院に行くので今日はキャンセルにしてほしいなど。そのたびに予定が変更となり看護師に連絡をするので、時間はあっという間に経ち目まぐるしいですね」

緊急に訪問する事案が発生したときは、看

護師の携帯に電話やメールで連絡をとります。

２０２１年にクラウド型システムが導入されてからは、端末を見ればつぎの予定や居宅の住所、連絡先も全員で共有できるので活動がスムーズになったといいます。

「毎日の観察項目や看護記録も出先の空いた時間に入力すれば時間短縮になり、看護師の業務が楽になりました」とうれしそうな宮澤さん。職場用の携帯電話すらなかった時代から勤務し、看護師たちの苦労を目の当たりにしてきたため少しでも負担が軽くなったことに安心したようです。

業務内容は月間で異なる

事業所での業務は1カ月で3段階に分かれます。月はじめから10日まではレセプトを作成して提出、医師が書いた訪問看護指示書をとりまとめます。訪問看護はこの指示書をもとに看護師が利用者宅へ訪問できるので整理する必要があるのです。

11日から20日までの月半ばは看護師が作成した訪問看護報告書や計画書を主治医やケアマネジャーに郵送し、利用者のカルテを整理します。また職員の勤怠管理、事業所の会計業務もこの時期に行います。

月末になると看護師が実際に訪問看護に入った日の実績を入力し確認するほか、翌月分の訪問看護指示書の発行依頼や予定表を確認して1件ずつ細かく見ていきます。

指示書の依頼先はクリニックから大きな病院までありますし、看護の期間や開始日も利用者ごとに異なります。また指示書は一度出すと半年は有効ですが、1カ月ごとに出す医師もいれば、2～3カ月で出す医師もいるな

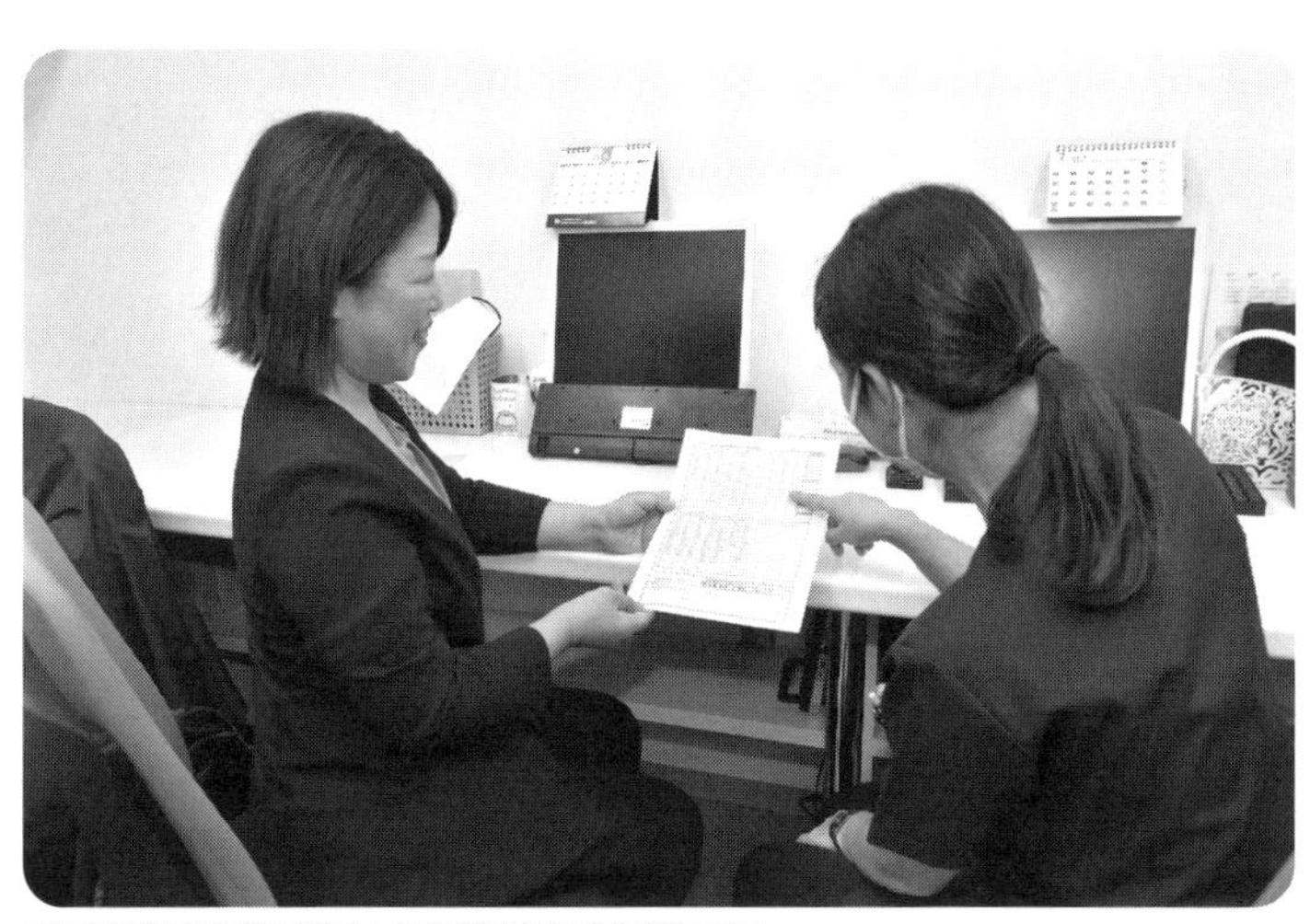

訪問看護は医師の指示書をもとに看護師が利用者宅を訪問する

どバラつきがあります。

「うちでは今、60軒くらいの医療機関とかかわっているので、先生ごとの対応もありますし依頼するだけでも時間がかかるのです」

早めに依頼を出してしまうと、入院や介護施設への入所などが生じた時に指示書が不用になってしまいます。そのため利用者や医師たちの全体を把握し、現在の状況にも気を配る必要があるといい、こうしたサポートも事業所の運営の一端を支えているのでしょう。

看護師のフォローに奮闘

病院と違うのは利用者と対面で話すことが少ないため、接遇スキルというと電話対応になることです。利用者本人からはもちろんのこと、その家族への対応もあります。

「居宅で介護している家族だと心身ともに疲

れていることもあります。相手の立場になり共感しながら話を聞くことを心がけ、少しでも安心して話ができるように寄り添っていきます」と宮澤さん。

事業所の玄関前にはズラリと自転車が並んでいます。看護師たちは暑い日も寒い日もこれに乗って町中を走り、それぞれの居宅を訪問して回ります。

どの利用者も気が抜けませんから、看護師の心身の負担は相当なものと宮澤さんはいいます。そのため、「行ってらっしゃい」、「お疲れさまでした」と必ず声かけし、困っていることや頼まれごとなどは率先してフォローします。

「看護師やケアマネジャーとのコミュニケーションは大事にしています。こまめな連絡、おたがいの思いやりでさまざまな事案に対処しながら乗り越えてきた今、毎日が充実してとても楽しい」と晴れやかに笑う宮澤さんです。

現場を知るため立ち会いも

宮澤さんは医療事務の資格を2種類もっていますが、令和3年に介護福祉士初任者研修と実務者研修を受けており、いずれは介護福祉士の国家資格にも手を伸ばせたらと意気込みをチラリ。

事務業務の合間に看護師たちの動向を見ているうち、介護業務にも興味をもつようになりました。そこで介護福祉士研修の修了を機に事務仕事の合間を使い、看護補助員として訪問に同行したのです。

「実際に現場に行き足の褥瘡（床ずれ）で動けない人に保湿剤を塗ったり、食事のお手伝

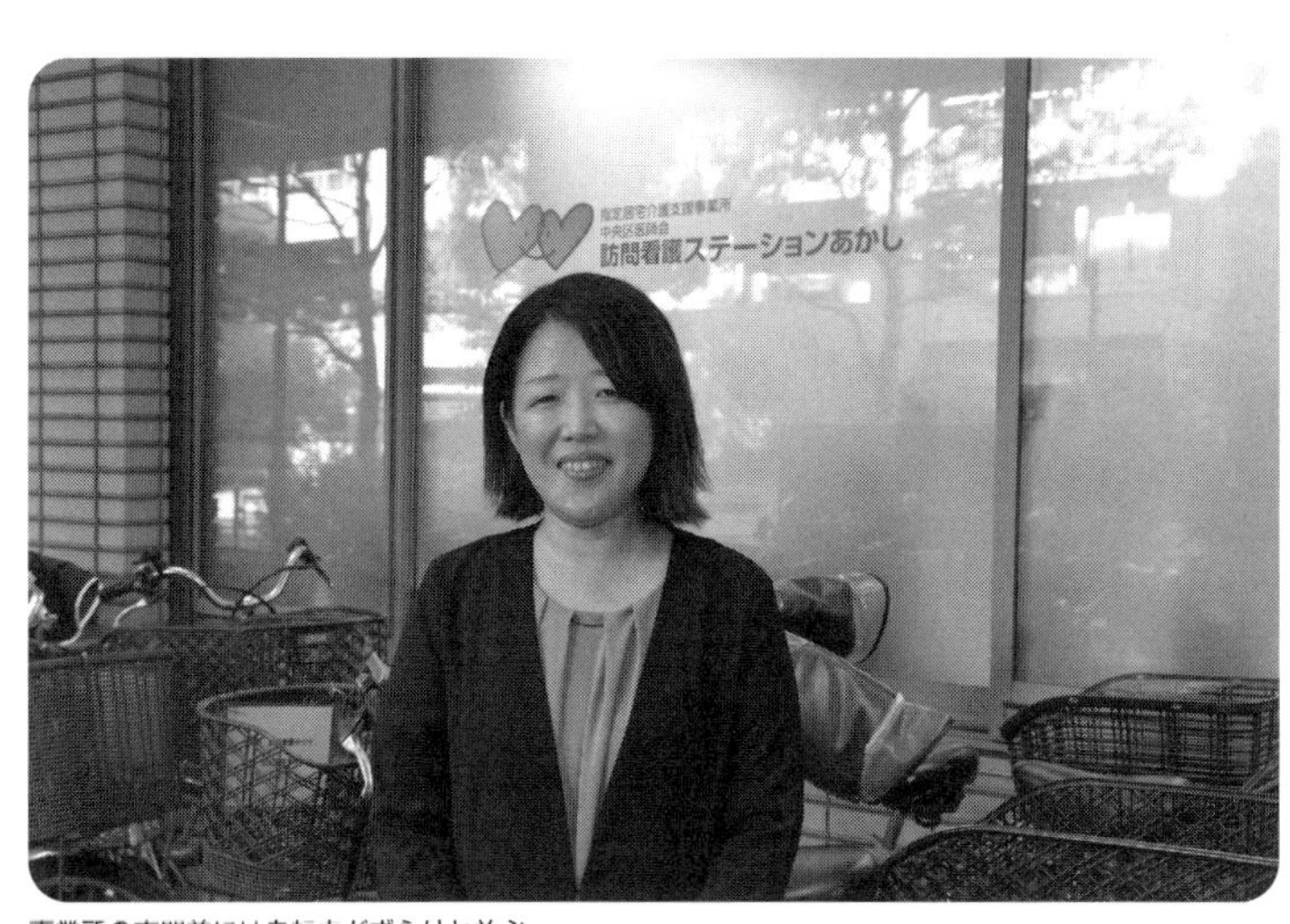

事業所の玄関前には自転車がずらりと並ぶ

いをしたりしました」と、肌で感じた看護ケアのたいへんさをふり返ります。

はじめて看護補助員として訪問し、独居の利用者が在宅で亡くなっていた時は看護師と「エンゼルケア」という死後の処置を手伝い、経験をさせてもらったそうです。

現場は意外と過酷なようですが、「看護師の仕事を目の当たりにして感慨深かったですね。利用者さまによって対応や声のかけ方を変えるなど、とても勉強になりました」と真摯な表情を向けてくれます。

介護福祉士の入り口にも立っている宮澤さんは、在宅で療養している利用者にふれて実際にケアする仕事もやっていきたいと考えています。事務と看護補助員の業務を両立させて看護補助員の経験を積んだ後に国家資格の介護福祉士の受験も視野に入れ、自分のフィールドを広げるのが展望です。

日々の事案に柔軟な対処を

一般事務員から主婦となり、医療事務資格を取って最前線で働いてきた宮澤さん。仕事の幅を広げてきた今、資格をもつことの意味を実感しています。「主婦からの転身でも、充実した仕事ができますし、社会とのふれあいで自分に自信もつきました」。

医療事務には働ける職場がいろいろありますが、訪問看護ステーションを選んだのは間違いではなかったといいます。業務は覚えてしまえば問題なくこなせますが、さまざまな変更や事案が日々起こるなか、それをいかに対処するか能力が問われるところです。

柔軟な対応が必要とされるので、常に頭を柔らかくして広い視野をもつことも望まれます。困難な状況に立った時、知識と情報が救ってくれるのだそうです。

そのためには職員たちとの連携も大事ですし、たがいに情報を共有して一つひとつのことに向き合い、解決していくのは大きな喜びにつながるといいます。

宮澤さん自身、最初は失敗ばかりで苦労したようですが、まわりのサポートもあり何とか乗り越えてきました。「余裕もなかったし、慌ただしく駆け抜けてきた感じですが、今思うと、そういう努力は楽しかったですね。私もこれからも恐れずいろいろなことに向き合っていきたいです」と、今後への意欲を見せてくれました。

医療事務スタッフの生活と収入

勤務時間は職場で異なるが自分なりの働き方を楽しめる

正社員からパートなど多様に

医療事務の仕事は勤める場所によってその忙しさが異なりますが、よく残業が多いといわれます。しかしこれは、月初めから10日までのレセプト作成期間のことを指していると考えられます。レセプトはどうしても間に合わせないといけませんし、必然的に仕事量が増えてしまうため、特に少人数で業務を回している職場だと残業は免れません。

また、会計が終わってレジを締め、片付けを終わらせないと帰れないので、患者数が多い病院や一人ですべてを任されている小さな病院などは日常的に残業があることが多いでしょう。受付終了時間ギリギリに患者が来ると、終業時間はさらに遅れます。

基本的にはレセプト期間以外なら焦らず業務をこなし、定時で帰れる医療機関も少なくありません。また病院には休診日があるため、確実に休みをとれます。仕事量や残業に関しては職場によって異なるので、就職するさいにしっかり調べておきましょう。

医療事務の雇用形態には正社員とパート職員、派遣社員などがあります。正社員は勤務時間など会社の規定に従って働く代わりに、各種社会保険や有給休暇などの福利厚生が整っていて、決まった給与、ボーナスが得られます。将来のことも考え、安定した生活を求める人には最適な働き方です。

パート職員は、勤務時間や日数など自分の希望に沿って働くことができます。職場によって条件が違うので面接の時にきちんと交渉することが大切です。福利厚生もある程度は利用できますが、制限があります。パート職員は退職しやすいこともあり、社会的信用は得られにくいといえます。時給計算ですから給与の額は月によって異なり、安定的とはいえません。

派遣社員は派遣会社から給与をもらうので、安定しています。しかし勤務先ではなく派遣会社の社員という立場なので、いっしょに働く正社員には信頼してもらいにくいこともあるようです。また規約があり、長期間連続では勤務できません。しかし、環境が悪いと感じたらすぐ別の職場に変更してもらえることや、いろいろな職場でスキルを積むことができる点を考慮してあえて派遣社員として働く人もいます。

図表5 医療事務の年齢別平均年収

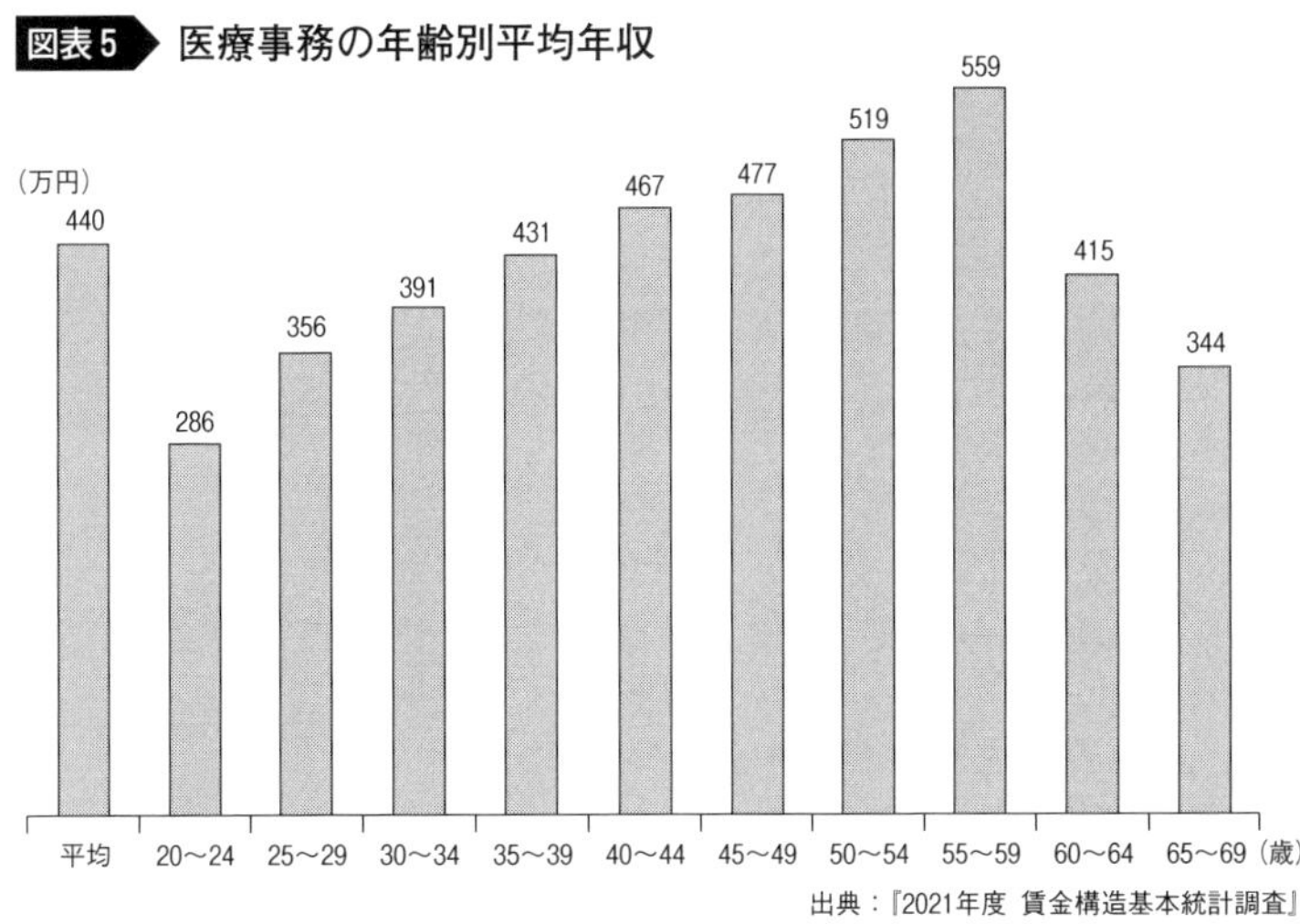

出典：『2021年度 賃金構造基本統計調査』

収入は一般事務より高め

医療事務スタッフの給与は、ほかの資格職と比べても高いとはいえません。３章でくわしく説明しますが、医療事務資格はあくまで民間資格で資格職とはいいきれないからです。

とはいえ医療関連の特殊な知識や技能を身につけている点で、一般事務よりは若干高い給与を出す職場が多いようです。初任給は低くても、昇給していくうちに一人暮らしが可能になる例もよくみられますし、かなり高い給与を出す医療機関もあります。

企業の一般事務職だと平均年収２５０万～３００万円くらいですが、医療事務の場合は２８０万～５６０万円ほどといわれています。

ただしこれには地域差があります。国税庁の

２０２０年度民間給与実態調査結果によると、医療事務の年収は九州が平均２５７万円なのに対して、関東の平均は３４４万円となっています。自分の居住地の平均額を調べて考えてください。

年収の高い医療事務スタッフにいえるのは、事務以外の仕事も進んで行い、技能にプラスになるような資格を取得するなど仕事に対して積極的に取り組む姿勢がみられることです。このように勤務先の待遇や規程はもちろんですが、仕事への取り組み方も収入に反映していきます。

大きな病院の場合、医療事務スタッフの配属先は医事課になります。医事課とは院内の医療事務全般を扱う部署で、具体的には外来の受付や会計などの外来業務、入院業務、保険請求業務のほか、病院の管理運営にかかわる計画や福利厚生など多岐にわたります。

医療事務スタッフは医事課のなかでそれぞれの業務を担当しているのですが、たとえばパソコンの技能や窓口対応がすぐれているなど、自分なりに高いスキルをもつことは収入アップにもつながります。正社員ならば部署のリーダーをめざすのもよいでしょう。

医療事務スタッフの将来

事務業務に専念か、運営にやりがいを求めるか

ＩＴ化が進んでも残る医療事務

レセプトコンピュータや電子カルテに始まり、医療機関のＩＴ化は将来的に進んでいくと思われます。そのため医療事務という職業は必要なくなるのでは？　と懸念する声も聞かれます。しかしその心配はいらないでしょう。

たとえば昔は手書きで行っていたレセプトですが、現在はレセコンによって簡単に明細書を作成することができます。ただしカルテに書かれている内容を入力する時には人の手が必要です。

電子カルテなら自動入力できますが、高価なことと紙カルテへの愛着などで普及率が上がらず、実際に導入しレセコンと連携している医療機関は大学病院や大手の総合病院など一部の病院に限られています。さらにレセコンへの入力は、なぜその検査や処置が必要だったかなどのくわしい説明を入れなければならない場合があり、コンピュータの判断では行き届かないケースもしばしばみられます。

また患者に対する窓口対応や電話応対は、コンピュータでなく生身の人間が笑顔で行うことが大切で、これは時代が進んでも変わることはないと思われます。医療事務は医療機関にとって将来的にも必要とされる仕事といえるのです。

転職でスキルアップを求める

多様な業務を日々こなしていくうちに知識や技能は上がるものですが、さらなるキャリアアップをめざすために転職を考える人もいます。向上心をもって新たな資格を取ったけれど今の職場には必要なかったとか、産婦人科に勤めているのでほかの診療科についても学びたいなど、先のほうに視野を広げて職場を代えるケースはよくみられます。

また配属もこれまでがレセプト中心だったならば、つぎは医療秘書や窓口、会計など接遇関連の経験を積むことを考えて転職先を選び、より幅広い知識や技能を身につけていくことを考える人もいます。大きな病院ならばシフトを組んですべての業務をこなせるように回すので、地に足をつけてしっかり取り組むとよいでしょう。

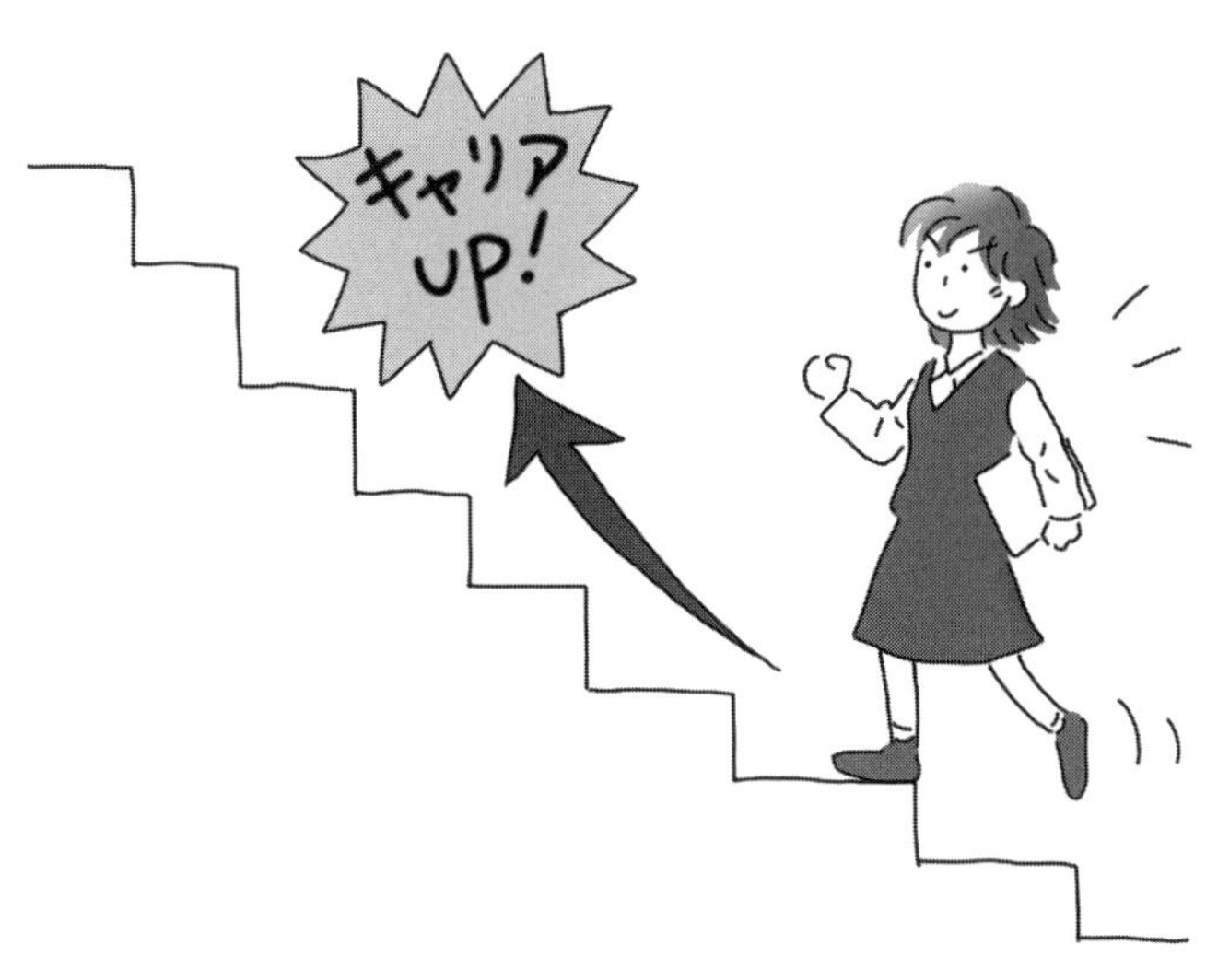

特に中堅やベテランになると業務に慣れて日々の仕事がスムーズにこなせるため、マンネリ化して新しいことに挑戦したくなるようです。転職しなくても院内のシステムを考え直してみたり、コスト削減の提案をしてみたり、みずから働きかけて環境を改善するなど新人にはできない活動を行うのも慣れすぎた日々へのよい刺激になります。

いずれにしても転職すると新しい職場で新人として勤務するため、給与も新人なりの金額になるので今より下がる傾向があります。しかし、医療機関によっては給与が高い、昇給があるなど、より待遇が充実しているところもあるでしょう。

今の職場で着実にキャリアアップをめざすか、リスクを負っても新天地をめざして経験を積むか、慎重に考えてみてください。

結婚退職後の復帰も可能

医療事務には管理運営にかかわる業務もあるので、管理職へのキャリアアップを図り、医事課から総務課へ配属されることもありますし、男性事務スタッフの場合は経営・企画やシステム管理などに始まり、病院運営にかかわる業務までめざす人も少なくないようです。

一般的には女性スタッフが多いため、結婚後も安心して働けるように産休や育休制度が充実している医療機関がたくさんあります。特に大きな病院では看護師や事務スタッフのために託児所を用意しているところもあるほどです。

女性は結婚や妊娠、出産で退職することもありますが、医療事務の仕事は日本全国どこにでもありますし、求人も多いほうです。そのため生活が一段落したあとに再就職したくなった時、復帰することも難しくありません。デスクワーク中心ですから妊娠中でも身体的に無理はしないで働けるでしょう。

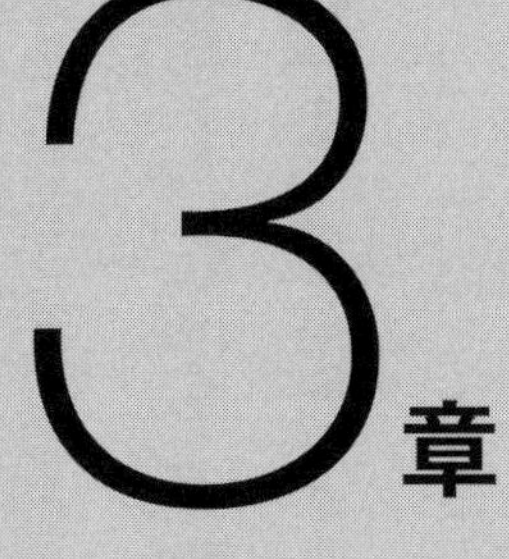

3章 なるにはコース

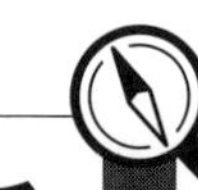

適性と心構え

新しいことに意欲をもって臨み、コミュニケーション力も重要

几帳面で努力ができること

医療事務の仕事は膨大な量の診療情報を読み取り、正確に入力してレセプトを作成し、会計や請求業務を行うことなので、診療報酬の知識やコンピュータのスキルが必要です。加えて数字を正しく読み取って計算するなど常に数字とかかわっていくので、数字や計算が好き、得意だという人は適性があるといえます。ただし計算といってもレセコンが自動的に答えを出しますし電卓もありますす。さほど難しい計算はないので、数字に対してよほどアレルギーがなければ問題なく仕事はできるでしょう。

診療報酬については2年ごとに改定されるし、日進月歩の医学界には日々新しい情報が入ってきます。こうした新情報をインプットするのが苦にならず楽しんでできる人や、さまざまな書類などをきちんと管理できる几帳面な性格の人、細かい作業を面倒くさがらずにできる人は医療事務の仕事に向いているといえます。

思いやりと共感力があること

患者は病気や怪我でつらい状態にありますから、それ以上の負担をかけないようにしなければなりません。こういう場合、人の立場になって考えたり、感じたりする共感力が求められます。その人の痛みに共感し、思いやりのある言葉や態度を自然と示すことができるのは大切なことです。

実際に患者を診るわけではありませんが、窓口や会計のさいに話す機会が意外とたくさんあります。そういう時、気配りやちょっとした配慮を見せるだけでも痛みをかかえている患者の気持ちは穏やかになるものです。ひと時でも寄り添ってあげたいという気持ちがもてる人なら、どこに行ってもよい仕事ができるでしょう。

また医療事務は医師や看護師、事務スタッフの仲間同士も連携して業務を進めることが多いため、個人で作業するというよりひとつのチームとして情報を共有しあい、まめに確認しながらミスを防ぐことも重要です。人と会うこと、協力しながらの作業が苦にならないなら、ぜひ医療事務職への道を考えてみてください。

患者を迎える心構え

人と接することが多い医療事務は、まず接遇に関する心構えが必要です。人と対面して医療サービスを提供する立場ですから、人に見られることを意識しなければなりません。人が目にして気持ちのよい身だしなみや姿勢、対応に気をつけることが求められます。

○身だしなみ

人は第一印象がもっとも強く記憶に残り、のちのちその人を判断する材料となります。窓口や会計に立つスタッフは特に清潔で落ち着いた身だしなみを心がけましょう。私服で勤務する病院はあまりありませんが、もし私服の場合なら清楚で落ち着いた印象の服がよいでしょう。制服の場合もまめに洗濯してブラウスの襟にシミや汚れがないようにします。目立つアクセサリーは避け、自然なメイクで髪型も目や頬にかからないよう、長髪なら患者に目が見えるようきちんとまとめておいたほうがいいでしょう。

○対応のコツ

常に笑顔で明るくあいさつします。聴力が衰えている方もいますので、相手に合わせてわかりやすい言葉、そして話すスピードを考えましょう。相手のことをよく観察し、ようすがおかしいときは困ったことがないか声をかけます。話を聞くときは、相槌やうなずくなどしながら最後まできちんと聞き、わからないことは聞き直して確認することも大事です。

臨機応変な対応で乗りきる

患者のなかには理不尽なクレームをつけてくる人もいます。そんな時は不快に感じても決して表情に出さず、まずはていねいに謝って話を聞く姿勢を見せましょう。それだけで落ち着いてくれる人もいます。医師や看護師に言えなかったことを受付スタッフに言ってストレスを発散するケースもありますので、不満を聞いて共感する姿勢を見せること。相手の言うことを頭ごなしに否定したり、相手を軽視したりする言葉や態度はよくありません。クレームは病院をよくするための貴重な意見のひとつと考え、指摘に対して感謝の言葉を伝えるのもよい対応です。クレーム処理は少なくないので、それぞれの対応法をしっかり身に付けておきましょう。

また医療機関のスタッフたちは、さまざまな業務をチームで協力しあって進めることが多いため、ホウ・レン・ソウ（報告・連絡・相談）は欠かせません。重要なポイントは必ずメモし、要点は復唱して記憶し、わからないことはあいまいなままにせず、わかるまで確認するようにしましょう。チームで情報を共有しておけば、問題が起こってもあわてず臨機応変な対応で乗りきることができるはずです。

会計や接遇面など資格は多彩 有利な資格で就活を乗りきる

医療事務の資格とは

医療事務の仕事に就くのに特に資格は必要ありません。誰でもできる仕事とはいえますが、会計やレセプト業務は医療保険制度やカルテの内容を理解していないと間違いやすく、コンピュータで入力する業務も多いので慣れるまでに時間がかかります。

無資格で入職し、ドクターや事務の先輩に教わりながら覚えていく人も多いのですが、そもそも人材を募集している医療機関は時間に追われているので、即戦力がある経験者を望みます。そのため、たとえ実務経験がなくても基礎知識がある資格者なら、就職活動でも採用される確率が上がります。資格を取得しておけば、日本全国どこに行っても仕事ができるのでむだにはなりません。

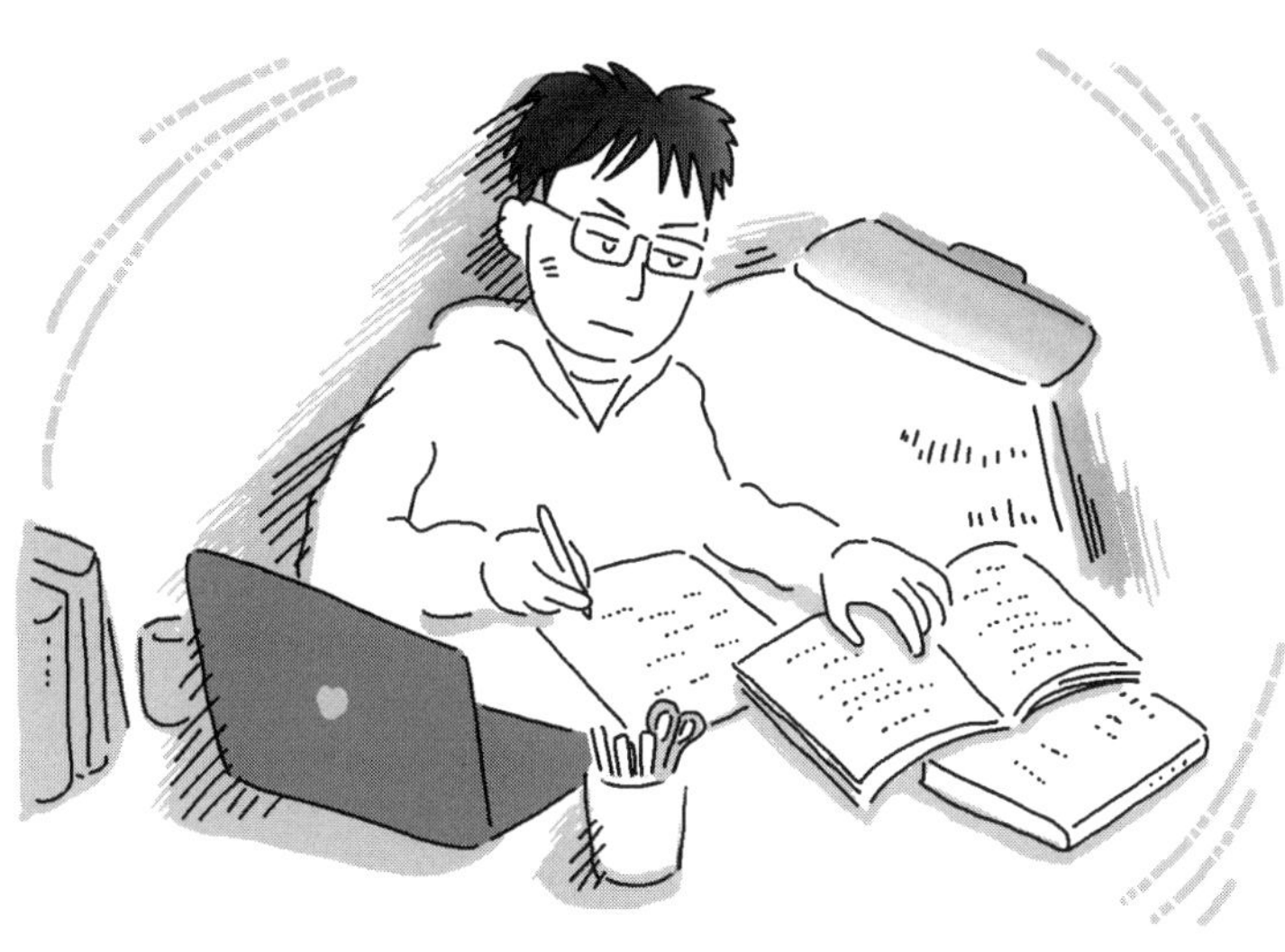

ただし医療事務は国家資格ではなく民間資格です。すべて業界の民間団体や専門学校などの教育機関が認定し、独自の検定試験を行って取得させる資格なので団体ごとに特殊な資格があったり、学ぶ内容も少し違ったりします。難易度や合格率もそれぞれ異なるので、自分が医療機関でどんな仕事をしていきたいかを考えて必要と思われる医療事務資格を選ぶとよいでしょう。

資格の種類と選び方

医療事務の資格は、すべての主催団体が認定している資格を数えると100を超えるといわれています。そのなかからどれがいいのか探すのはたいへんなので、まず自分の方向性から決めていきます。

医療事務の資格は、医科・歯科・調剤の3種類に分けられます。これはレセプト業務に必要な点数表がそれぞれ少し異なるためです。試験の出題内容もそれに合わせて違ってくるので、方向性を決めてから試験勉強していきます。

病院や診療所に勤めたければ医科を、歯科医院なら歯科、薬局に勤めるつもりなら調剤事務の勉強をするとよいでしょう。国家資格ほど難易度が高くないためか、なかには医科と歯科両方の資格をとる人もいます。どの分野に進みたいかを決めていない人は、学ぶ内容が多い医科を選んでおけば安心です。

［資格試験の出題範囲］

○医科分野

・各種保険の概要、医療関連法規、医療事務コンピュータ、薬理学画像診断
・投薬、注射・検査・手術料・入院料・処置・リハビリテーションの点数計算
・診療報酬レセプトの作成

○歯科分野

・各種保険の概要、歯の基礎知識、義歯・ブリッジ関連の基礎知識
・口腔外科、歯周疾患・う蝕・歯髄・歯根膜炎の治療
・歯科診療報酬レセプトの作成

○調剤分野
・各種保険の概要、薬剤の基礎知識、調剤基本料の計算、調剤報酬の算定方法
・調剤報酬レセプトの作成

就職に有利な4つの資格

医療事務がレセプト業務とサービス業務に大別されることは2章で紹介しましたが、認定資格にも事務能力のスキルを認めるものと、医療スタッフの補助や窓口業務などコミュニケーション力のスキルを判断するものがあります。

基本は両方の知識やスキルが求められるのですが、認定試験の種類が増えてくると同時に専門性が出てきて、ひとつの分野に特化した資格などもみられるようになりました。

たとえばパソコンの技能や秘書としての技能、レセプトの点検業務の技能、電子カルテの技能など多岐にわたり細分化されている状況です。こうなるといったいどの資格をとればいいのかと迷うところですが、実はもっとも基本的とされていて信頼度が高い資格が4つあり、これはどの大学や専門学校でも学ぶことができます。

つぎの4つの資格は就職活動には非常に有利ですから、ぜひ押さえておきましょう。

なお、医療事務の資格の多くは「○○認定試験」、「○○検定試験」という名称で紹介さ

れています。試験に合格して履歴書などに書く場合は、「○○認定試験　合格（主催：○○協会）」などという書き方をするとよいでしょう。

●診療報酬請求事務能力認定試験

公益財団法人日本医療保険事務協会主催の資格試験。民間資格ですが厚生労働省が唯一認定している認定試験で、医療現場での評価が高いことで知られています。

医療事務の試験では難易度がもっとも高く、合格率は低めです。それだけに医療機関には非常に信頼されている資格で、これを取得していると採用率が上がるのはもちろん、給与面や昇給面でも優遇されやすくなります。

試験内容は、診療報酬請求業務（レセプト業務）をいかに正確に行うことができるか、その能力を認定するものです。事務業務以外、受付や会計、オペレーター業務も含め、医療事務全般のスキルを要求されると考えてください。

学科試験は、医療制度や医療保険関連の基礎知識と各法令、また診療報酬点数表や薬価基準などに関して幅広い知識を問うものです。実技試験もあり、こちらはカルテを読み取って手書きのレセプトを作成しなければなりません。

分野　医科・歯科

合格率　医科25～40％／歯科30～40％前後

受験資格　特になし
試験内容　学科試験／医療保険制度その他法令などに関する問題および診療報酬点数表に関する問題／計20問（択一式）
実技試験／医科：作成問題2問（外来1問、入院1問）歯科：作成問題3問（外来）
試験時間　3時間
合格基準　医科／学科試験70点以上、実技試験85点以上（100点満点中）
歯科／学科試験80点以上、実技試験77点以上（100点満点中）
試験日　年2回（7月、12月）
（2021年12月）
受験料　9000円（税込）

●医療事務技能審査試験（メディカルクラーク®）

一般財団法人日本医療教育財団が実施している資格試験。45年以上の歴史と実績をもつため、もっとも受験者数が多く人気の高いスタンダードな資格です。

診療報酬請求業務はもちろんですが、窓口業務における接遇スキル、また院内コミュニケーション能力なども求められる資格試験です。

試験は基本的に在宅試験で、医科は毎月、歯科は年6回実施され、合格率は60～80％です。学科試験が診療報酬請求業務、医療事務業務、各種医療制度など医療事務の総合的な能力を判断するものです。実技試験は患者接遇について基本的マナーを心得ているか、現場対応や臨機応変な接遇業務をみていきます。

分野　医科・歯科
合格率　医科60～80％／歯科70％前後
受験資格　特になし
試験内容　学科試験／医療事務知識・筆記（択一式）／25問
　実技試験Ⅰ／患者接遇・筆記（記述式）／2問
　実技試験Ⅱ／診療報酬請求事務・診療報酬明細書点検／4問
試験時間　実技Ⅰ　50分／学科　60分／実技Ⅱ　70分
合格基準　学科および実技Ⅰ・Ⅱのすべての得点率が70％以上で合格（合格科目は半年間有効なので、落とした科目のみ期間内に受験し直せばよい）
試験日　医科：年12回（月1回）、歯科：年6回（5月・7月・9月・11月・1月・3月）
※在宅試験となる。
受験料　7700円（税込）

●医療事務管理士®技能認定試験

技能認定振興協会（ＪＳＭＡ）が主催する認定試験。日本ではじめてつくられた医療事務の資格で、歴史が長いだけに認知度も高いといえます。受付や会計はもちろん、基本業務の診療報酬請求、医療保険制度にかかわる法規一般、疾患や治療に関する医学などの知識が求められるので、無事に取得できれば医療事務としての幅広い知識をもっていることが証明されることになります。

　現在、在宅試験とインターネット試験の２つがあり、好きなほうを選べます。どちらの試験もリラックスして試験を受けられることで人気があるようです。

分野　医科・歯科

合格率　医科50〜75％／歯科50〜80％（２０２１年11月）

受験資格　特になし

試験内容　学科：法規・保険請求事務・医学一般
　実技：レセプト点検・レセプト作成

試験時間　在宅／４時間、インターネット試験／３時間

合格基準

〔在宅受験〕

学科試験：80点以上（１００点満点中）
実技試験：点検・作成の各問題で60％以上得点、かつ３問の合計が80％以上
〔インターネット試験〕70％以上の得点
試験日　在宅試験／奇数月の第４土曜日の翌日（日曜日）
　インターネット試験／好きなときに受験可能
受験料　７５００円（税込）

●医療事務認定実務者®試験

全国医療福祉教育協会が主催し、２０１６年から始められた認定試験。マークシートで回答する初心者向けの試験で難易度も低めのため、はじめて受験にチャレンジする人に向いています。

接遇やレセプトの知識、各種保険制度の知識など基本的なことを学んでおけば、ほとんどの人が合格するといわれています。しかしどんな試験でも油断すると合格はできません。特に医療保障制度や医療保険法、後期高齢者医療制度など保険制度にかかわるものは、基礎知識をしっかり覚えておきましょう。

団体で受ける会場での試験はノート、参考資料、電卓なども持ち込んで利用できますし、

在宅受験もできます。
分野　医科
合格率　60〜80％（2021年11月）
受験資格　特になし
試験内容　学科試験（全30問）／接遇とマナーに関する知識・医療機関における各種制度に関する知識・医療事務業務に関する知識・診療報酬請求に関する知識
実技試験／診療報酬明細書作成（外来1症例）
試験時間　90分
合格基準　学科、実技それぞれ正答率60％以上
（ただし、問題の難易度などにより変動あり）
試験日　毎月1回（年12回）
受験料　一般受験5000円（税込）：団体受験4500円（税込）

その他の人気がある資格

4つの資格のほかにも、医療事務職に就くにあたり、もっているとポイントが上がりそうで人気の資格はほかにもあります。簡単にご紹介しましょう。

●医事コンピュータ技能検定

一般社団法人医療秘書教育全国協議会が主催する検定試験。ＩＴ化が進む医療機関にコンピュータ技能は必要不可欠なので、そのスキルが身についていればかなり有利です。レセプト作成や会計時の業務に役立ちますし、即戦力として頼りにされるでしょう。

現在、人気の高い試験として受験者が増えています。試験科目は領域Ⅰ（医療事務）、領域Ⅱ（コンピュータ関連知識）、領域Ⅲ（実技［オペレーション］）と分けられています。レベル別に２０２０年の合格率は準１級58・６％、２級73・５％、３級83・３％となっています。合格基準はすべての領域で60％以上の得点とされています。

試験は毎年２回、６月ごろと11月ごろに行われるので公式ホームページから情報を得てください。

●医療情報実務能力検定試験（医療事務実務士）

ＮＰＯ法人医療福祉情報実務能力協会が主催する検定試験。高齢化が進む現在の日本は医療費が増え続けていく一方です。このままでは日本の医療保険制度は支えを失い、やがて崩壊へと進みかねません。

それを防ぐには各医療機関の経営状態を見直し、健全な経営をめざさなければなりません。そのためむだな診療報酬請求を省き、同時に請求漏れを防止するテクニックや実務能力をもつ人材を育成することが急がれています。実務士の検定試験は、その実務能力のレベルを測り認定するものです。

試験科目は２級の学科が医療保険制度や保険医療機関・療養にかかわる規則などの基礎知識、診療報酬や薬価基準、医療用語および医学・薬学の基礎知識、医療法規など多岐にわたる問題が20問。実技はレセプト作成が３問あります。

１級は２級の問題の応用編で、総論や応用知識などがあり、難しくなっています。問題数は同じく学科が20問、実技３問です。いずれも在宅受験で、受験資格は２級が不問、１級は２級合格者のみですが２級との併願可能です。

試験は年４回行われ教育指定校か団体受験のみで、独学での一般受験はできません。合格基準は正答率80%以上で、２０１６年の合格率は２級が61・７%、１級は54・２%ですから簡単とはいえません。

●レセプト点検業務検定試験

日本医療事務協会が主催する検定試験。診療報酬請求業務の一環として、レセプトに書かれた病名に対し、行われた検査や治療、処方薬が適切かどうかを正しく判断するスキルを求めるものです。合格者は請求業務の全般的な知識があることを証明でき、就職にも自信をもって臨めます。

試験科目は学科が正誤問題10問、記述式2問、選択式3問です。内容は薬剤や検査の適応病名、医科の診療報酬点数表やレセプト記載要領の知識など。実技は診療報酬明細書点検が10題あり、内容は学科と同じです。試験時間は学科と実技合わせて90分です。合格率は平均60〜70％で、合格基準は総得点の70％程度とされています。

受験資格は日本医療事務協会が認定したレセプト講座を修了した人、受験申請のあった高校、専門学校、短期大学のほか、受験申請のあった一般受験申し込み者などです。試験は会場で行われます。開催月その他は日本医療事務協会に問い合わせてください。

●医療秘書技能検定試験

一般社団法人医療秘書教育全国協議会が主催する検定試験。医療秘書としての専門知識や技能を問うものです。チーム医療が重要となっている昨今の医療現場では、医師や看護師をサポートしながら事務業務をこなす医療秘書のスキルが必要不可欠です。試験科目は領域Ⅰ、Ⅱ、Ⅲに分かれ、医療秘書の実務、医療機関の組織や運営、法規について、また医学的基礎知識、レセプト作成など幅広い内容です。

試験は年2回、1級、準1級、2級、3級と分かれており、合格基準は各科目60％以上です。合格率は3級が70％、2級50％、準1級20〜30％、1級10〜20％でレベルが上がるごとに難易度はかなり高くなります。

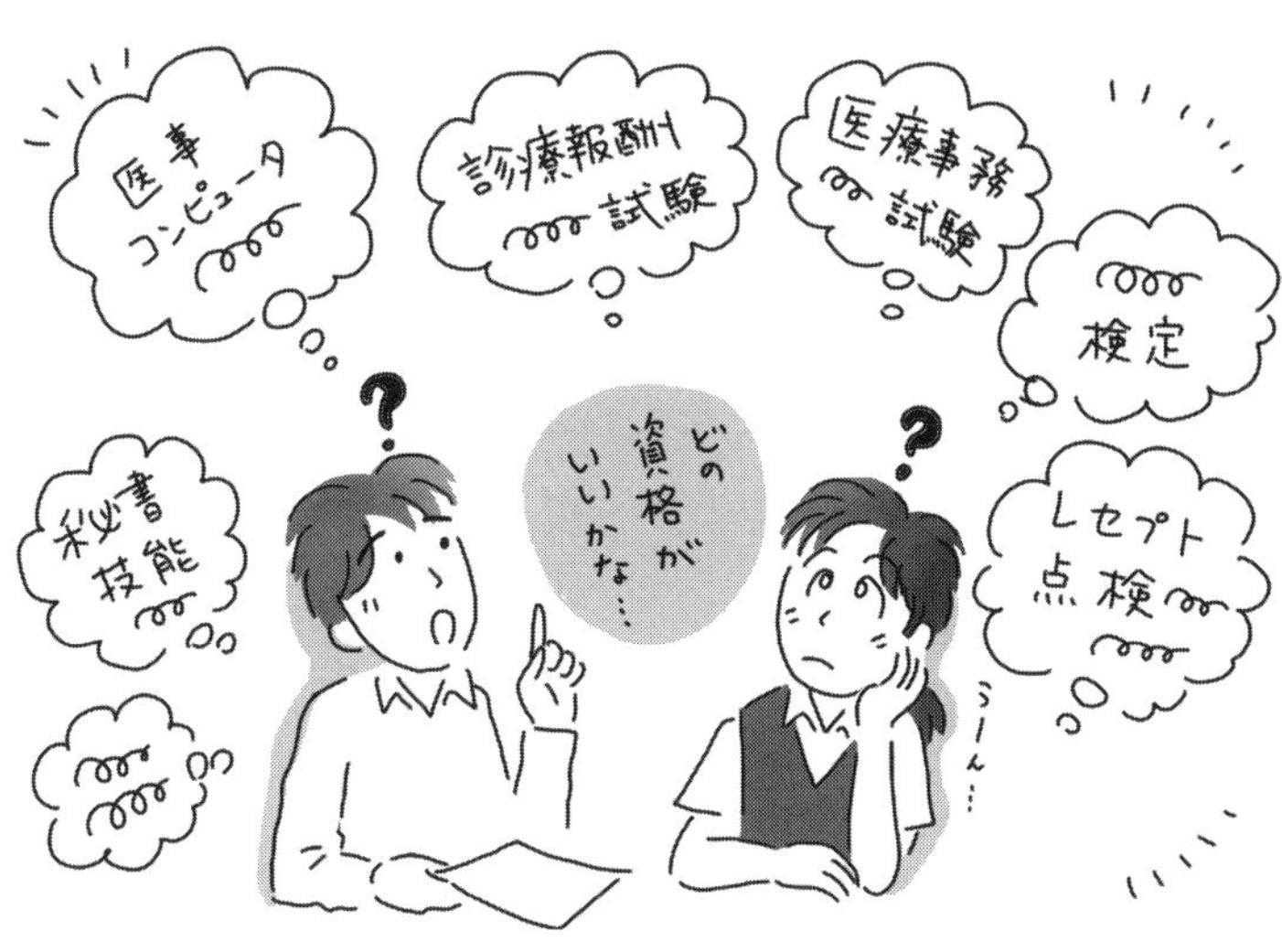

●医療事務技能認定試験

技能認定振興協会（ＪＳＭＡ）が主催する認定試験。医療事務職をめざすにあたり、必要となる基本的な診療報酬明細書作成やカルテ管理、医療保険制度について理解し、広い知識があることを評価、認定する資格試験です。合格率70〜90％で難易度は低めです。在宅試験は毎月、インターネット試験は随時受け付けています。

●医療事務検定試験

日本医療事務協会が主催する検定試験。難易度が低めなので初心者向けで、合格率も90％を超えています。試験は毎月あり、医療保険制度や保険診療に関連する法規、診療報酬点数など、医療事務全般の基礎知識が問われます。

●調剤報酬請求事務専門士検定試験

一般社団法人専門士検定協会が主催する検定試験。薬剤師をサポートして保険薬局の運営に貢献できる調剤事務のエキスパート能力を求める資格試験で、1級から3級まであります。合格率は2級40%、1級20%とかなり難関で、資格取得後も2年に1度更新しなければなりません。それだけに調剤薬局などの信頼度が高く、就職後の手当や昇給にも有利です。

ここいちばんに役立つ資格

医療事務の資格だけでなく、ほかにも就職に有利となる資格はあります。ここいちばんという時に役立つ資格をもっていれば何かと重宝されますし、就職後のキャリアアップにもつながります。

●実用英語技能検定試験

英語の聞き取り、話すこと、読み書きのスキル、そして基礎知識から英語の応用までの技能を測る検定試験。5級から1級まであるが、就職に有利なのは2級以上なので要注意。

●秘書技能検定

秘書業務に関する知識やスキルを求める検定試験。スケジュール管理や文書作成、話し方、社会人としての一般常識などが認定されるので、秘書業務も兼ねることが多い医療事務にはプラスになる資格といえます。

●マイクロソフト オフィス スペシャリスト（MOS）

マイクロソフト オフィスのソフトウェアを扱うスキルが高いことを証明する資格。事務職にパソコンの技能があることは必須条件なのでお勧め。ワード、エクセルの資格はスペシャリスト（一般）とエキスパート（上級）の２段階に分かれます。一般は簡単なので通常業務でオフィスソフトを使っているならばわりと楽に合格できます。

●日商PC検定

事務職において現場で役に立つパソコンのスキルは必須です。文書作成やデータ分析から管理までの実務能力を求めるこの検定試験は、「文書作成」「データ活用」「プレゼン資料作成」の３分野に分かれ、それぞれベーシック、３級、２級、１級と４つのレベルがあります。１級の合格率は36％で難易度が高いのですが、２級以下の難易度は低めです。

●文書情報管理士

書類の電子化や個人情報の保護などを中心に、大量の書類をいかに安全に長期保管できるか、その知識や技術を検定する資格。２級、１級、上級と分かれています。オフィスで取り扱う文書類や伝票類、技術資料、図面など紙文書をコンピュータに取り込んだり、文書保管にかかわる法律などをしっかり学んで受験に臨みましょう。

●硬筆書写検定（旧ペン字検定）

ＩＴ化が進んだとはいえ事務職では文字を書くことが多いため、美しく読みやすい字は事務能力向上にもつながります。試験では書写の知識や技能を求められます。６級から１級までありますが、３級以上をとることをお勧めします。

医療事務試験は参考書持ち込みあり

医療事務の資格を取得するさい、在宅試験やインターネット試験が多いことに気づきませんか。なぜかというと、たとえ会場試験であっても参考書やテキストを見ることが許されているからです。そのため人が監視していない在宅試験も可能とされています。

医療事務の試験は情報の暗記より、レセプトをつくるときいかにカルテを読み込んで診療点数早見表で調べ、素早く正確に書き込めるかということが求められます。そもそも基本的な知識がなければ質問の意味さえ分からないので、基礎学習は大事です。

在宅試験は受験料を支払うと主催者から試験問題が届きますので、期日までに解答して返送し、結果発表を待ちます。インターネット試験はもらったＩＤでログインし、モニターに出てくる質問に解答します。パソコンとネット環境があればどこでも受験可能です。

医療事務の資格をとる学び方

専門学校から独学まで、自分に合った学び方を選ぼう

どんな学習方法を選びますか

医療事務の資格をとる学習方法には、大学や専門学校への通学、通信教育、自分一人で学ぶ独学の3種類があります。それぞれのメリットとデメリット、自分の性格や生活環境、学費などを考えて、いちばん合うと思われる学び方を探してください。

学校を選ぶ場合、カリキュラムに従って効率よく学べますし、わからないことはすぐに質問できます。独学の人は時間を自由に使えるため、自分の時間を有効に利用して学習できます。しっかり学んでおきたい分野があれば、いくら時間をかけてもいいのです。また通信講座は時間の自由がきき、リアルタイムではありませんが質問もできます。

それぞれの学習法の種類や内容をご紹介しますので、よく考えて選ぶとよいでしょう。

大学や専門学校で学ぶ意味

大学や専門学校では、きちんと学習プログラムが組まれており、必要な知識や技術を効率よく学べます。気の合う仲間と同じ目標に向かって学ぶことでモチベーションを維持し続けることができますし、切磋琢磨しながら難関の資格に挑戦するのも楽しいでしょう。質問はその場で教員に聞いたり、仲間たちに相談したりして解決することもできます。

通学して学ぶ学校は費用も高いし、資格取得して卒業するまでの時間もかかりますが、そのぶんしっかり学習することができますし、資格試験の合格率も高いようです。

●4年制大学で学ぶ

医療系大学か、一般の大学の福祉学部で医療事務について学ぶことができます。医療事務の資格は2年制の専門学校や通信教育でもとれることから、なぜわざわざ4年制大学で学ぶのか、と思う人もいるでしょう。

しかしここに大きな誤解があります。診療報酬請求や窓口の仕事に従事するだけならば、通信教育でも十分かもしれません。でも4年制大学では事務業務に必要な知識に加えて、経営に関する理論的な内容やデータ管理、分析などについてくわしく学習できます。

それはさらに上をめざして医事課で総合職に就き、病院のシステム改善など運営にかか

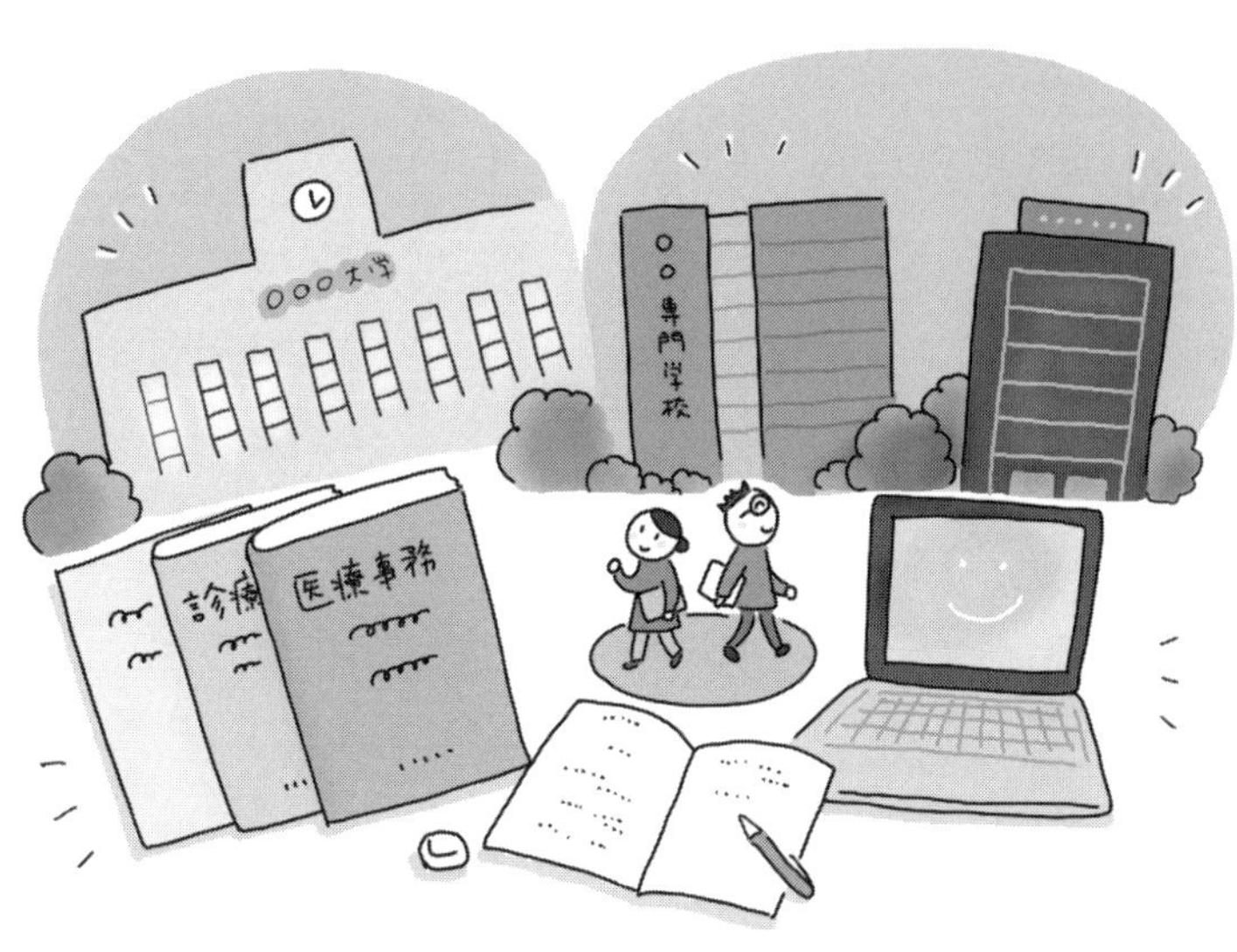

わる職務を果たすことにつながるかもしれません。４年制大学で医療事務を学ぶのはそういう高みをめざすという意味もあるのです。

【費用】

私立大学（文系）は初年度の費用が入学金・授業料・施設設備費を含めて１００万〜１５０万円ほどで、４年間では４００万円ほど必要になります。これが理系や医学・歯学系となるとさらに高額ですが、医療事務を学べる福祉系などは文系に入るので４００万円程度と考えてください。

●短期大学で学ぶ

短期大学は専攻学科に医療事務コースがあることが多いようです。たとえばビジネス学科で経営学やコミュニケーション学、心理学を学びながら医療事務の資格取得支援も受けられるなど、その学科で英語やパソコン実習、簿記、ＩＴ、保育など幅広い分野の知識を得ながら資格をとることができます。

【費用】

短期大学にかかる初年度の費用は平均20万円の入学金を含め、公立大学で約60万円、私立大学では約１１０万円です。２年間の平均は私立で約２００万円となります。

●専門学校で学ぶ

専門学校は医療事務の学習に特化したカリキュラムを組んでいますから、診療報酬請求や受付、会計などの実践力を確実に身につけることができます。まずは資格がとれる学習を中心に行い、さらに職場でも即戦力となる知識や技能を学んでいきます。

多くは短期大学と同じように2年制なのですが、最近では1年制や3年制の学校も出てきました。認可校の場合は学割も使えますし、国の奨学金制度なども利用できます。

また医療現場での実習を行っているので、実際の医療現場で窓口対応や事務の手伝いをしながら業務の現実を経験することができます。実習先が気に入って就職を決める人も少なくありません。専門学校は就職サポートも充実していて就職率が高いことでも人気です。

【費用】

専門学校の費用は短期大学とほぼ同じです。医療事務系の学校の場合、入学金が約10万円、授業料約70万円、実習費約10万円、設備費その他が21万円ほどで、２年間ではトータル２００万円程度となります。

通信・通学コースで学ぶ

医療事務の資格をとるための各種スクールには通信教育講座があります。３〜６カ月くらいで診療報酬請求、医療保険制度などの基本を集中的に学び、資格取得に臨みます。自分で時間を調整しながら学習できるので、主婦は家事や育児の合間にも学べますし、会社勤めの社会人なら帰宅後の１〜２時間勉強して目標に向かうこともできます。

たとえ修了したあとも延長指導を受けられるシステムを設けているスクールも多いので、資格取得まで安心して学ぶとよいでしょう。

通学コースもあり、こちらは１・５〜３カ月で認定試験合格に導きます。なかには最短５日というスクールもあるようです。時間帯も午前、午後のほか、夜間、短期クラスなど幅広いので、受験者の生活に合わせて選ぶことができます。

デメリットとしては、通学コースがあるスクールがあまり多くないため、学校選びに苦労すること、入講しても遠距離だと通いづらくなり続けられなくなるケースもあります。

通信講座は自宅で好きな時に学べますが、スクールが決めた学習プログラムに従って進めるので計画的に勉強できます。テキストや資料も用意されていますから、準備に時間をとられることもありません。教材は非常にわかりやすくまとめられており、飽きさせずに学べる工夫がなされています。

しかし、いつでも勉強できるという安心感から気がゆるみ、面倒になって講座を辞めてしまう人も多いのが特徴です。通信教育は必ず修了するという強い信念と自己管理ができる人でなければ難しいといえるでしょう。

【費用】

スクールの講座費用にはばらつきがあり、通信講座で約3万～8万円、通学コースはやや割高で約4万～10万円ですが、20万円を超えるスクールもあります。さらにレセプトや電子カルテなどについて学べる特別な授業を追加した場合は、費用もプラスされます。

○講座を選ぶなら

スクールでどの講座を選ぶかは大切です。医療事務の資格はさまざまなので、自分が取得したい資格に対応している講座を選ばないと学習時間も費用もむだになってしまいます。求める資格に対応していたら、つぎに学習用の教材がそろっているか、添削やアドバイスなどのサポート体制は充実しているか、受講時間が自分のスケジュールに合うか、さらに就職サポートをどこまでしているかなどをチェックして臨みましょう。

独学で資格を取得するには

医療事務の資格は独学でもとることができます。国家資格ほど難しくないため、しっかり学習すれば十分に乗り越えられる試験が多いからです。独学の場合、入学金などがかからないため、学習費用を必要最低限に抑えることができます。

また学習プログラムなども決まっていないため、自分の興味をもった分野から学ぶことができます。時間に余裕のない社会人や子育て中の母親などは、時間のやりくりをつけて空き時間に学習できるので生活に支障をきたすことが少ないといえます。

しかし学習プログラムがないということは、効率のよい学び方ができないということにもつながります。たとえば保険制度について学んでいないのに、いきなりレセプト作成を進めようとしてもできないように、効率よく学ぶ順番というものがあります。

そこでまずは市販のテキストや教材を購入して、基礎から学ぶことをお勧めします。自分で必要と思われる教材をそろえ、学習スケジュールを組んでゆっくり進めていくとよいのですが、そのため資格取得までは時間がかかるかもしれません。

難易度の低い認定試験なら勉強時間は約２００時間、難易度の高い試験は５００時間を超す勉強が必要といわれています。忙しくても毎日30分でもテキストを開いてひとつは覚える努力をしていくことが大切です。

学校やスクールで学ぶ場合は、試験対策がとられており、過去問での練習や実技試験のシミュレーションをさせてもらえますが、独学だと問題集が手に入らないこともあります。もし身近に卒業者がいたらテキストや参考書を借りるのもいいですし、ネットなどを利用して探すのもひとつの手段です。独学の場合はとにかく情報と参考書などの有益な資料をいかに入手できるかにかかっています。そのうえで学習意欲を持続させ、試験を乗りきることです。

さらに医療事務の資格には、専門学校や通信講座スクールなどに通うことが受験資格の条件となっているものもあります。しかし独学で受験できる資格もたくさんあります。独学の人にお勧めの資格はつぎの４つです。

・診療報酬請求事務能力認定試験
・医療事務認定実務者®試験
・医療事務技能審査試験（メディカルクラーク）
・医療事務管理士®技能認定試験

これらはいずれも医療機関に信頼されやすく、就職にもプラスになるといえる資格です。

就職の実際

医療機関はもちろん、働く場は多岐に広がるので吟味しよう

就職先の見つけ方

資格をとったらいよいよ就職です。就職活動にはまず自分の希望、目標を明確にしておきます。それに沿った職場を探し、見つからない時は少しずつ選択肢を広げていきます。

自分に合った職場を見つけるには、何といっても情報力が重要です。就職情報誌や新聞広告、インターネット、ハローワークなど就職情報はさまざまなところから手に入りますので、どんどん動きましょう。

学校やスクールで資格をとった場合、ほとんどがその教育機関や団体で就職サポートまで行っています。それらの機関は各地の医療機関とつながりをもっていることが多く、就職先の情報も豊富なので上手に利用することです。

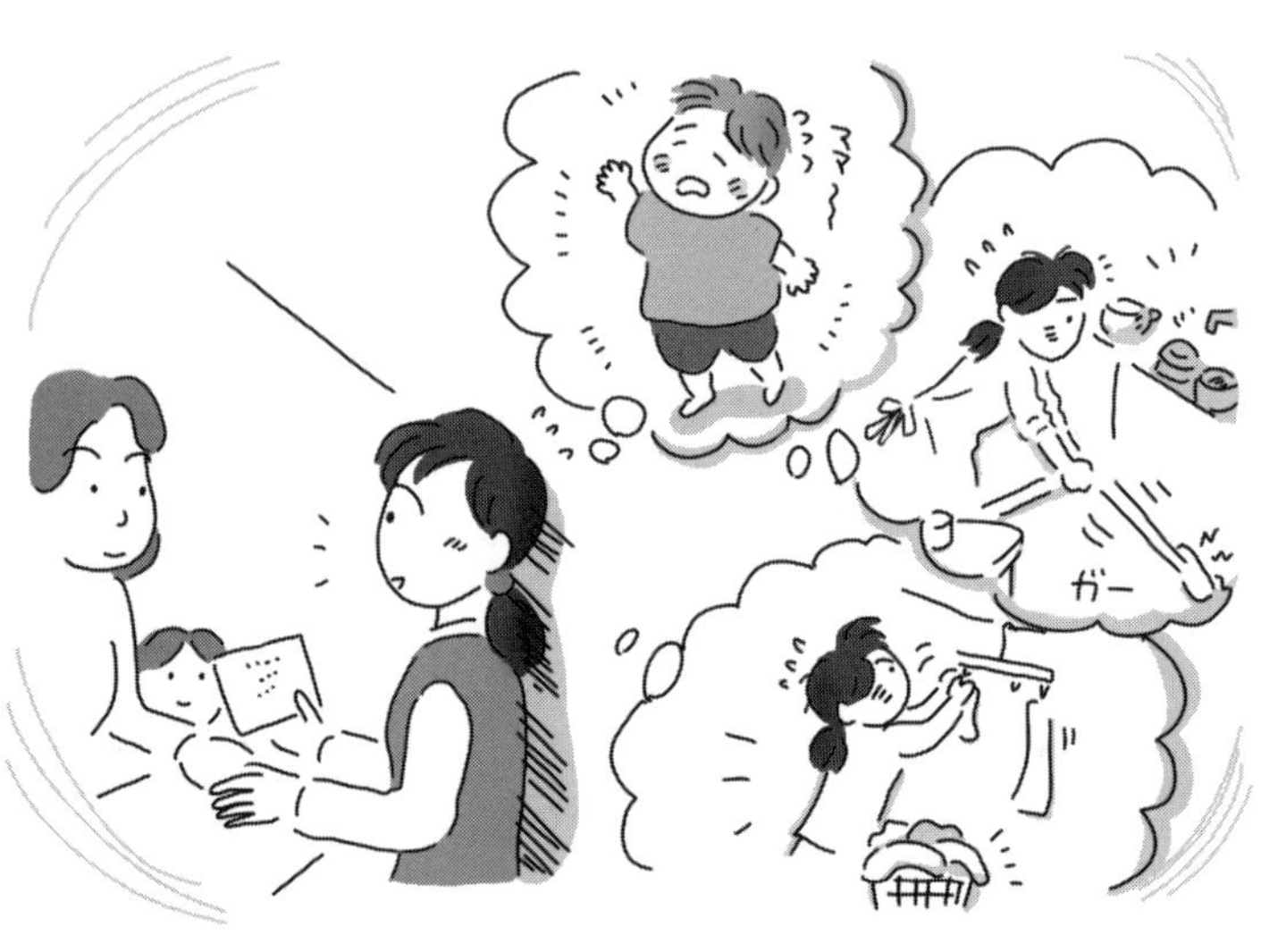

●職場選び

医療事務スタッフを必要とする職場はさまざまです。病院といっても、大学附属病院、総合病院、専門病院、個人クリニック、診療所があります。規模の違いで待遇や働き方も違いますので、求人内容をよく読んで把握することをお勧めします。

調剤薬局は医科を学んだ人にはわからないものもあるでしょうが、先輩などに聞きながら実践で学べば基礎知識がある人はすぐに覚えられます。

ほかには福祉施設などもクリニックを併設しているところが多いため、医療事務スタッフを必要としています。介護や看護にも興味がある、肯定的にみられるという人なら問題なく業務に邁進できると思います。

勤務形態もしっかりみておきましょう。たとえば救急外来のある病院は事務スタッフにもシフト制で夜勤がありますし、残業が多いところや短時間勤務、休日が固定されていて人がいないため急に休めないクリニックなど、多種多様です。

とくに共働きの女性や子育て中のママなどで働き方にある程度、制限がある人は勤務形態をよく確認してから応募してください。

給料も欠かせない要素です。正社員、アルバイト、契約社員、パートタイマー、派遣社員など雇用形態が違うと給料も違います。また交通費支給や有給休暇、各種社会保険、家賃補助などの福利厚生がいかに充実しているかも就職先を選ぶ決め手となります。

ただし給料や福利厚生がよくても、しょっちゅう人材を急募しているようなところは、職員の入れ替わりが激しい、つまり長く働きづらいような理由があるということなので、もし応募するならば面接時によく観察して、疑問があればしっかり聞くようにします。

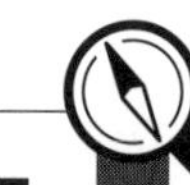

医療事務FAQ

医療事務スタッフをめざす人の悩みにお答えします

Q. 中卒でも、医療事務スタッフになれますか？

医療事務は無資格でもできる仕事ですし、民間資格ですから基本的に学歴は関係ありません。実務さえできれば誰でも医療事務スタッフとして勤務できるといえます。

ただし現実的に中学卒業が最終学歴の場合、応募しても採用されにくいと思われます。できれば高卒認定試験を受けて高卒認定（高認）の資格をもつことをお勧めします。高卒認定とは学歴は中卒のままですが、高卒の学力をもつことが認定されているので専門学校や大学へ進むこともできます。またしっかり勉強する意欲があり、努力ができると感じさせますので就職時にはプラスに働きます。

また、医療事務の資格には学歴を問わないものが多いので、勉強して資格をとり、実務ができるようにする方法もあります。独学ではかなり難しくなるため、専門の教育機関で学ぶほうがよいでしょう。

専門学校は入学条件を高卒以上としているところが多いので、通信講座や通学講座をもつスクールや高等専修学校へ入って医療事務系の勉強をすることも可能です。

Q. 医療事務にはどんな適性が必要ですか？

医療事務スタッフの適性は、接遇マナーやていねいな事務業務ができることが最優先です。

まず患者をはじめとして人前に立つことが多いので、あいさつや身だしなみ、はきはきした話し方や明るい表情、きれいな言葉づかいなどが守れる人は、この仕事に向いています。

患者や事務スタッフのほか医療スタッフとのコミュニケーションも必要ですから、人と話すことが好きな人、思いやりをもって相手に接することも大事。

診療報酬請求業務は細かい作業が多いので、地味な仕事をこつこつと誠実にできるかどうか、カルテ管理などもありますから面倒くさがりより、まめで几帳面な人のほうが適性があるといえます。

【医療事務適性リスト】

・人の身になって物を考え、痛みや不安を理解、共感できる。

・人の話をよく聞き、自分の意見をきちんと言える。
・数字に強く、パソコンのデータ入力が早く正確にできる。
・几帳面で整理整頓が得意。
・新しいことを覚えるのが苦にならないし、好き。
・口が堅く、秘密を守れる。
・感情的にならず冷静さを保つことができる。
・細かい作業をこつこつ誠実にできる。

Q. 就職先は病院だけですか？

医療事務スタッフとして働く場所は病院が中心ですが、ほかにもたくさんあります。病院は大学附属病院や総合病院、クリニックなどのほか、健診センターや整骨院、鍼灸院、自由診療の美容外科やガン専門病院など多岐にわたります。

ほかに、在宅医療のための訪問看護ステーションや介護ステーション、院内クリニックをもつ福祉施設もあります。さらに調剤薬局、企業やホテル内クリニック、保険会社など探せば意外とおもしろそうな職場があるので、就活のさいはしっかり情報を集めてください。

Q. 医療事務を学ぶには短期大学と専門学校のどちらがいい？

短期大学は2年間の教育課程でじっくりと医療全般について学びます。そのため、医療事務以外の有益な知識もつきます。専門学校やスクールは医療事務に特化した勉強を進めていくので、望んだ資格を短期間で確実に習得するにはよいでしょう。学費は短期大学のほうが高いので、期間や費用を考えて選択してください。

Q. 就職先がなかなか決まらないのですが？

近ごろは正規職員を雇わず、派遣社員を選ぶ医療機関も増えています。そこでなかなか就職先が決まらないときは派遣会社への登録をお勧めします。まずは派遣社員として実務に就き、経験やスキルを上げてから正規職員への就職をめざすのもよいと思います。

派遣社員からそのまま正規職員に移行できるケースもあるので、就職できないからといってただ待つのではなく、まずは動いて小さなところからでもスタートしてみてください。

フローチャート 医療事務スタッフ

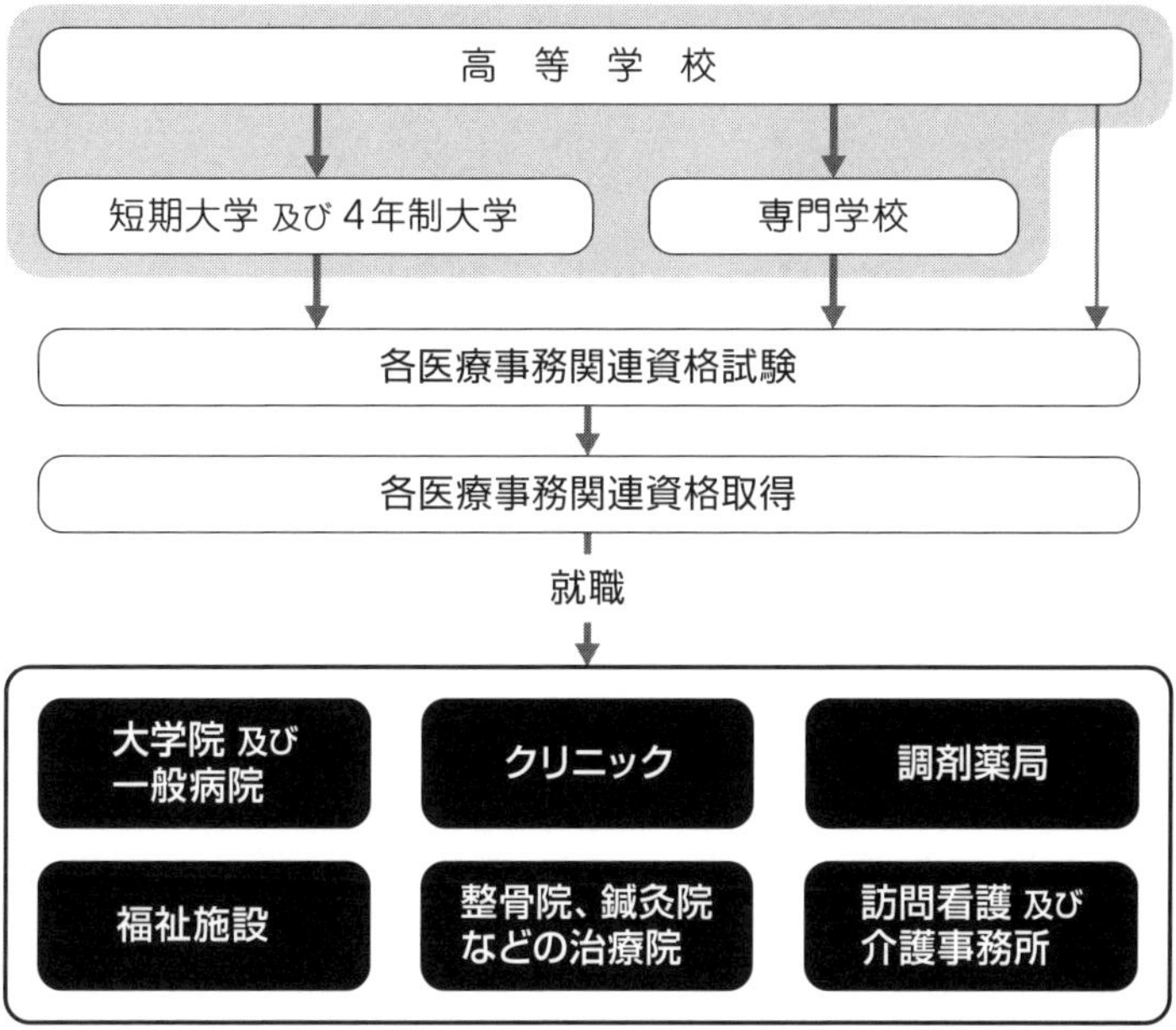

高等学校

↓

短期大学 及び 4年制大学 ／ 専門学校

↓

各医療事務関連資格試験

↓

各医療事務関連資格取得

↓ 就職

- 大学院 及び 一般病院
- クリニック
- 調剤薬局
- 福祉施設
- 整骨院、鍼灸院などの治療院
- 訪問看護 及び 介護事務所

なるにはブックガイド

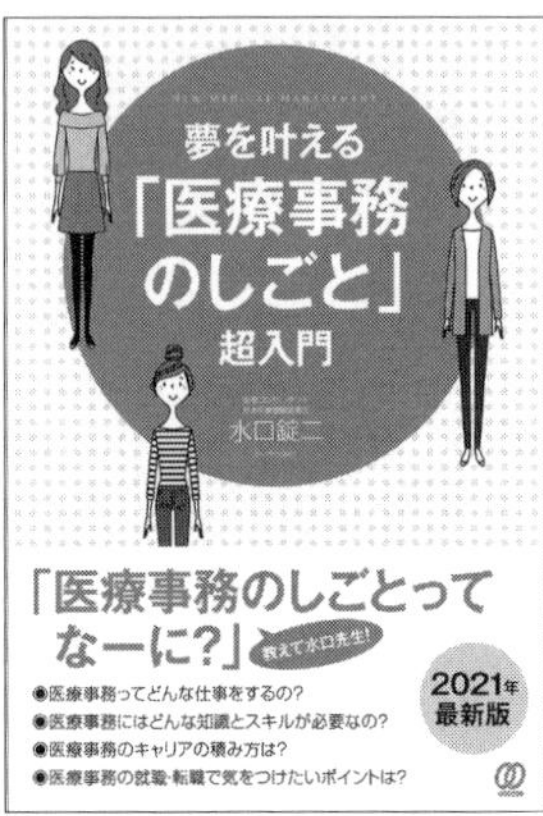

『夢を叶える「医療事務のしごと」超入門』

水口錠二＝著
ぱる出版

診療報酬請求事務や保険制度、また患者対応や接遇全般まで網羅し、医療事務の実務をしっかり解説。さらに医師をサポートする医師事務作業補助の仕事や、コロナ禍における特別加算の仕組みまで紹介している有益な一冊。

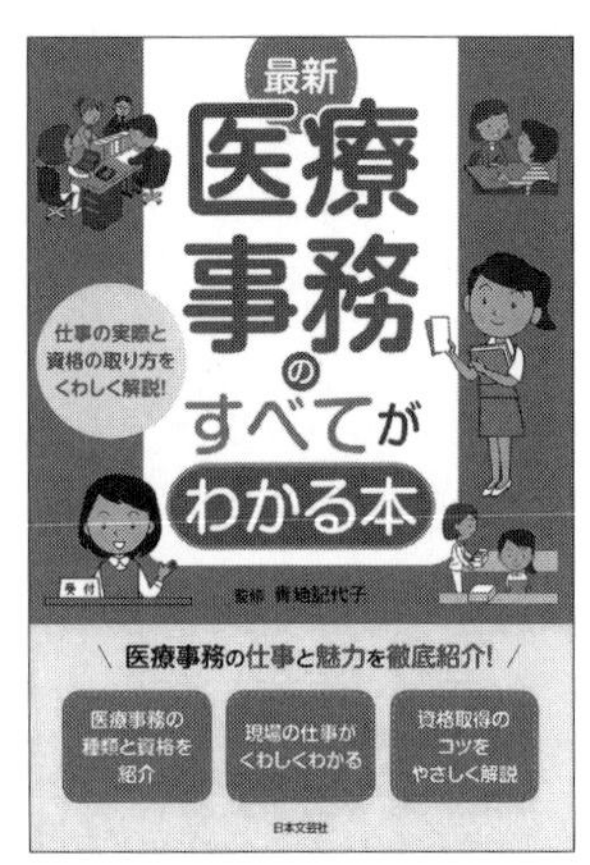

『最新 医療事務のすべてがわかる本――医療事務の仕事と魅力を徹底紹介！』

青地記代子＝監修
日本文芸社

医療事務とはどんな仕事か、その内容や資格についてくわしく紹介し、業務の実際をわかりやすく解説している。写真やイラスト、表などをたっぷり使い、飽きさせず読みやすい。資格取得の勉強法やコツもわかりやすい。

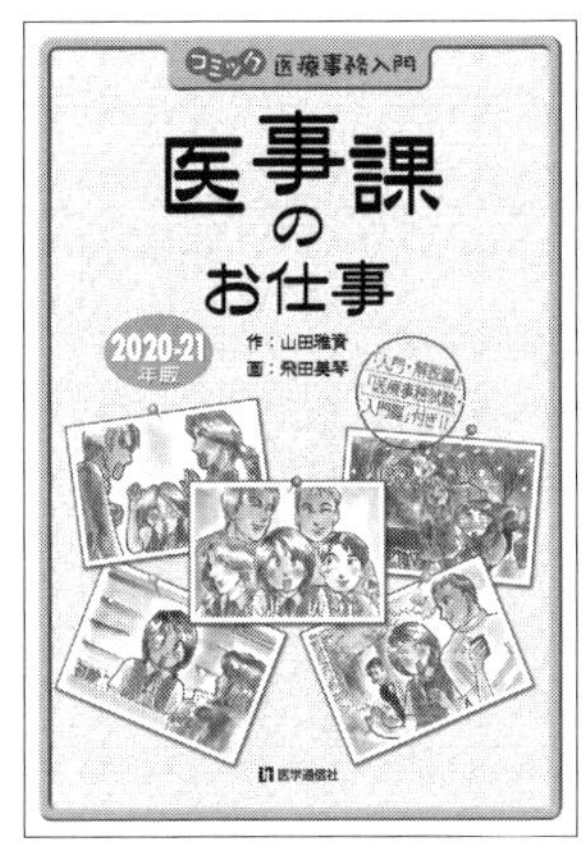

『医事課のお仕事』

山田雅資＝作　飛田美琴＝画
医学通信社

病院の医事課はどんな仕事をしているのか、どんな人が働いているのかをコミックで楽しく紹介。「医療事務入門・解説編」と「医療事務試験・全100問」付きなので、新人研修や入門テキストとしても使える一冊。

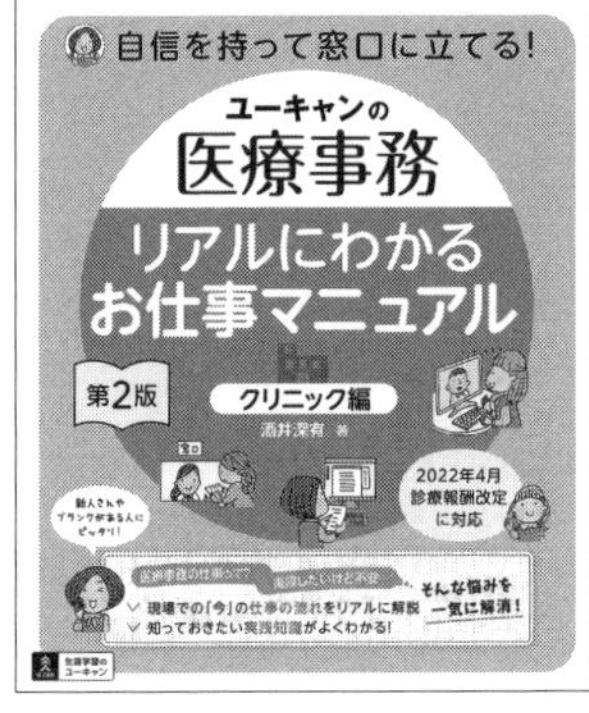

『ユーキャンの医療事務 リアルにわかるお仕事マニュアル〈クリニック編〉』

酒井深有＝著
U-CAN

医療事務の通信教育講座をもつユーキャンが医療事務についてわかりやすくまとめた解説書。クリニック編の本書は病院での業務内容を中心に、仕事の流れや実践に必要な知識までコミカルな漫画でていねいに紹介。

職業MAP! 興味があるのはどの仕事?

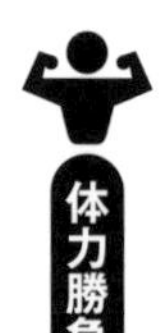

体力勝負!

チームワーク命!

身体を活かす

海上保安官　自衛官
警察官
消防官
宅配便ドライバー
警備員
救急救命士
照明スタッフ
イベントプロデューサー
音響スタッフ

地球の外で働く

宇宙飛行士

市場で働く人たち
飼育員
動物看護師
ホテルマン

乗り物にかかわる

船長　機関長　航海士
トラック運転手　パイロット
タクシー運転手　客室乗務員
バス運転士　グランドスタッフ
バスガイド　鉄道員

子どもにかかわる

学童保育指導員
保育士
幼稚園教師
小学校教師　中学校教師
高校教師

栄養士
医療事務スタッフ

人を支える

特別支援学校教師
養護教諭
手話通訳士
介護福祉士
ホームヘルパー
スクールカウンセラー
ケアマネジャー
臨床心理士
保健師
児童福祉司
社会福祉士
精神保健福祉士
義肢装具士

言語聴覚士
視能訓練士　歯科衛生士
臨床検査技師　臨床工学技士
診療放射線技師
理学療法士　作業療法士
助産師　看護師
歯科技工士　薬剤師

銀行員

日本や世界で働く

地方公務員
国連スタッフ
国家公務員
国際公務員
東南アジアで働く人たち

小児科医
獣医師　歯科医師
医師

アウトドアで働く

スポーツ選手 登山ガイド 漁師 農業者
冒険家 自然保護レンジャー
青年海外協力隊員 観光ガイド

芸をみがく

ダンサー スタントマン
俳優 声優
お笑いタレント
映画監督
クラウン
マンガ家
カメラマン
フォトグラファー
ミュージシャン

笑顔で接客する

料理人 販売員
パン屋さん
ブライダルコーディネーター
カフェオーナー
美容師
パティシエ バリスタ
理容師
ショコラティエ
花屋さん ネイリスト

犬の訓練士
ドッグトレーナー
トリマー
自動車整備士
エンジニア
葬儀社スタッフ
納棺師
和楽器奏者

個性重視！

気象予報士

伝統をうけつぐ

花火職人
舞妓
ガラス職人
和菓子職人
畳職人
和裁士

イラストレーター **デザイナー**
おもちゃクリエータ

書店員

人に伝える

塾講師
日本語教師 ライター
絵本作家 アナウンサー
編集者 ジャーナリスト
翻訳家 作家 通訳

政治家
音楽家
宗教家
環境技術者
NPOスタッフ
司書
学芸員
秘書

ひらめきを駆使する

建築家 社会起業家
化学技術者・研究者
AIエンジニア
外交官
学術研究者
理系学術研究者
バイオ技術者・研究者

法律を活かす

行政書士 **弁護士**
司法書士 **検察官**
公認会計士 **裁判官**
税理士

知力を活かす！

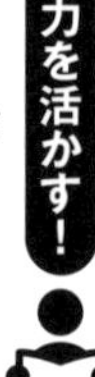

［著者紹介］

笹田久美子（ささだ くみこ）

1958年、長崎県長崎市生まれ。長崎日本大学高等学校卒業後、（株）長崎毎日広告社でデザイナーを務めたあと上京。出版社、編集プロダクションを経て独立、医療ライターとなる。健康医学全般に関連する情報誌の記事や単行本を執筆している。著書に『よくわかる目の病気と目の異常』（成美堂出版）、『歯科医師になるには』『診療放射線技師になるには』（ともにぺりかん社）がある。

医療事務スタッフになるには

2023年4月25日　初版第1刷発行
2024年3月25日　初版第2刷発行

著　者　笹田久美子
発行者　廣嶋武人
発行所　株式会社ぺりかん社
〒113-0033　東京都文京区本郷1-28-36
TEL 03-3814-8515（営業）
03-3814-8732（編集）
http://www.perikansha.co.jp/
印刷所　大盛印刷株式会社
製本所　鶴亀製本株式会社

ISBN978-4-8315-1636-7　Printed in Japan

＊「なるには BOOKS」シリーズは重版の際、最新の情報をもとに、データを更新しています。

【なるにはBOOKS】ラインナップ　税別価格 1170円～1700円

1——パイロット
2——客室乗務員
3——ファッションデザイナー
4——冒険家
5——美容師・理容師
6——アナウンサー
7——マンガ家
8——船長・機関長
9——映画監督
10——通訳者・通訳ガイド
11——グラフィックデザイナー
12——医師
13——看護師
14——料理人
15——俳優
16——保育士
17——ジャーナリスト
18——エンジニア
19——司書
20——国家公務員
21——弁護士
22——工芸家
23——外交官
24——コンピュータ技術者
25——自動車整備士
26——鉄道員
27——学術研究者(人文・社会科学系)
28——公認会計士
29——小学校教諭
30——音楽家
31——フォトグラファー
32——建築技術者
33——作家
34——管理栄養士・栄養士
35——販売員・ファッションアドバイザー
36——政治家
37——環境専門家
38——印刷技術者
39——美術家
40——弁理士
41——編集者
42——陶芸家
43——秘書
44——商社マン
45——漁師
46——農業者
47——歯科衛生士・歯科技工士
48——警察官
49——伝統芸能家
50——鍼灸師・マッサージ師
51——青年海外協力隊員
52——広告マン
53——声優
54——スタイリスト
55——不動産鑑定士・宅地建物取引士
56——幼稚園教諭
57——ツアーコンダクター
58——薬剤師
59——インテリアコーディネーター
60——スポーツインストラクター
61——社会福祉士・精神保健福祉士
62——中小企業診断士
63——社会保険労務士
64——旅行業務取扱管理者
65——地方公務員
66——特別支援学校教諭
67——理学療法士
68——獣医師
69——インダストリアルデザイナー
70——グリーンコーディネーター
71——映像技術者
72——棋士
73——自然保護レンジャー
74——力士
75——宗教家
76——CGクリエータ
77——サイエンティスト
78——イベントプロデューサー
79——パン屋さん
80——翻訳家
81——臨床心理士
82——モデル
83——国際公務員
84——日本語教師
85——落語家
86——歯科医師
87——ホテルマン
88——消防官
89——中学校・高校教師
90——動物看護師
91——ドッグトレーナー・犬の訓練士
92——動物園飼育員・水族館飼育員
93——フードコーディネーター
94——シナリオライター・放送作家
95——ソムリエ・バーテンダー
96——お笑いタレント
97——作業療法士
98——通関士
99——杜氏
100——介護福祉士
101——ゲームクリエータ
102——マルチメディアクリエータ
103——ウェブクリエータ
104——花屋さん
105——保健師・養護教諭
106——税理士
107——司法書士
108——行政書士
109——宇宙飛行士
110——学芸員
111——アニメクリエータ
112——臨床検査技師
113——言語聴覚士
114——自衛官
115——ダンサー
116——ジョッキー・調教師
117——プロゴルファー
118——カフェオーナー・カフェスタッフ・バリスタ
119——イラストレーター
120——プロサッカー選手
121——海上保安官
122——競輪選手
123——建築家
124——おもちゃクリエータ
125——音響技術者
126——ロボット技術者
127——ブライダルコーディネーター
128——ミュージシャン
129——ケアマネジャー
130——検察官
131——レーシングドライバー
132——裁判官
133——プロ野球選手
134——パティシエ
135——ライター
136——トリマー
137——ネイリスト
138——社会起業家
139——絵本作家
140——銀行員
141——警備員・セキュリティスタッフ
142——観光ガイド
143——理系学術研究者
144——気象予報士・予報官
145——ビルメンテナンススタッフ
146——義肢装具士
147——助産師
148——グランドスタッフ
149——診療放射線技師
150——視能訓練士
151——バイオ技術者・研究者
152——救急救命士
153——臨床工学技士
154——講談師・浪曲師
155——AIエンジニア
156——アプリケーションエンジニア
157——土木技術者
158——化学技術者・研究者
159——航空宇宙エンジニア
160——医療事務スタッフ
161——航空整備士
162——特殊効果技術者
補巻21　医薬品業界で働く
補巻24　福祉業界で働く
補巻25　教育業界で働く
別巻　大人になる前に知る 命のこと
別巻　大人になる前に知る 性のこと
別巻　レポート・論文作成ガイド
別巻　大人になる前に知る 老いと死
別巻　指と耳で見る、目と手で聞く
別巻　生理の話
高校調べ　総合学科高校
高校調べ　農業科高校
高校調べ　商業科高校
高校調べ　理数科高校
高校調べ　国際学科高校
教科と仕事　英語の時間
教科と仕事　国語の時間
教科と仕事　数学の時間
学部調べ　看護学部・保健医療学部
学部調べ　医学部
学部調べ　獣医学部
学部調べ　栄養学部
学部調べ　薬学部
学部調べ　農学部
学部調べ　社会福祉学部
学部調べ　歯学部
——以降続刊——

※一部品切・改訂中です。　2024.3.